JN193889

臨床現場で直面する疑問に答える

成人食物アレルギーQ&A

著　福冨友馬
国立病院機構相模原病院 臨床研究センター
診断・治療薬開発研究室長

序文

近年，食物アレルギーを有する乳幼児が増加し，それへの対応が社会問題となっています。しかし，食物アレルギーは決して子どもだけの病気ではありません。「あなたは食べ物へのアレルギーが有りますか？」と聞かれると，成人の10人に1人は「はい」と回答します。実際にそのような方のすべてが真の食物アレルギーであるわけではありませんが，成人でも食物へのアレルギー症状を自覚している人は一般に認識されている以上に多いのが実態です。食物アレルギーは成人においてもcommon disease（ありふれた病気）と言えます。したがって，アレルギー外来はもちろんですが，一般内科外来，時に一般小児科外来においても，食物へのアレルギー症状を訴えて来院する成人患者さんは少なくありません。

しかし，小児に比べると成人食物アレルギーに対する研究は十分に進んでいません。我々が入手可能な成人食物アレルギーに関する医学情報もきわめて限られています。さらに，この疾患を診療できる専門医の数も全国的に不足しています。全国にこの疾患への対応で苦慮されている先生が多くいらっしゃることと思います。

本書は，わが国で初めて成人の食物アレルギーにフォーカスを当ててまとめられたものです。先生方が実地臨床で直面する疑問や問題点を解決できるようにQ（質問）を設定しそれに対するA（回答）を簡潔に記載しました。情報の正確な伝達ということよりも，実地臨床での有用性を意識してまとめました。

私は10年以上前から相模原病院で成人の食物アレルギーの患者さんを専門的に診療してまいりました。わが国で最も多くの数の患者さんを診療してきていると思っています。この領域では，医学的エビデンスは限られています。ですので，成書で書くことができる内容は限られています。しかし，実地では経験則によって対処せざるをえない場面が非常に多いです。本書は，成書には書きにくい診療のノウハウ，経験則での対処方法についても書きました。

なお，本書の内容は，16歳以上の成人患者を対象にして書かれたものです。たとえ同じ疾患であっても，**本書の内容（特に疾患に対する対処方法など）をそのまま小児の診療に当てはめることは原則おやめ下さい。**子どもは小さな大人ではありません。

この本は医師を対象として書かせていただきましたが，表現は可能な限り平易にしたつもりです。ですので，成人の食物アレルギーのことを詳しく知りたい看護師，保健師，栄養士さんにもお役に立てると思います。この本が多くの方のお役に立てることを祈念しております。

2019年12月

国立病院機構相模原病院 臨床研究センター
診断・治療薬開発研究室長

福冨友馬

CONTENTS 臨床現場で直面する疑問に答える 成人食物アレルギーQ＆A

part 1 成人の食物アレルギー診療のための基本的知識

part 2 成人の食物アレルギーをどう診断するか

part 3　個別の病態への診断と対応方法

part 4 成人の食物アレルギー診療でのその他の注意点

巻末資料

part 1

成人の食物アレルギー診療のための基本的知識

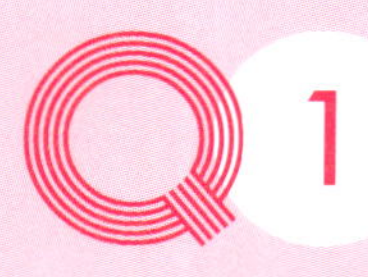

1　食物アレルギーとは何ですか？

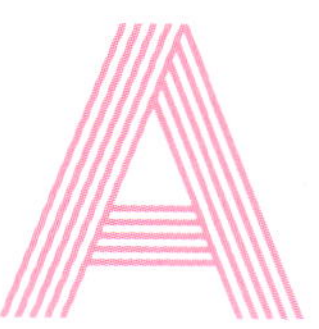

特定の食物に対する免疫機序（IgE抗体やその他の細胞性免疫反応）を介する副反応のことを食物アレルギーと呼んでいます。かゆみや膨疹などアレルギーのような症状があっても，免疫機序を介していないもの，介しているかどうか判断できないものに関しては，食物アレルギーと呼びません。

解説

- わが国の食物アレルギー診療ガイドライン[1)]では，食物アレルギーとは，「食物によって引き起こされる抗原特異的な免疫学的機序を介して生体にとって不利益な症状が引き起こされる現象」であると定義している。
- 一般の方は，食べ物を食べたあとに起こるかゆみ，膨疹，腹痛，下痢などの症状のことを指して「アレルギー」と呼ぶことが多いが，医学的な用語定義では，このようなアレルギー様の症状（過敏症状）があっても，その機序が明らかでない時点では「アレルギー」とは呼ばず，「過敏反応」もしくは「過敏症状」と呼ぶ（図1）[2)]。免疫機序が介しない食物過敏反応のことを食物不耐症と言うこともある。

図1　食物に対する過敏反応に関係する用語

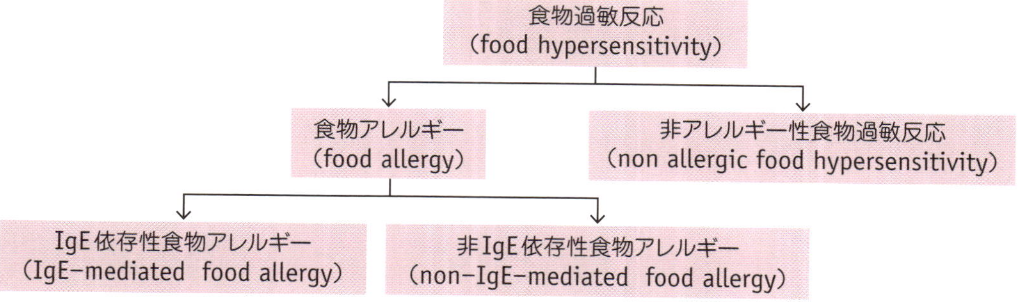

文献2）より引用・改変

「食物アレルギー」の定義

■ 食物アレルギーはさらにIgE依存性のものと，非IgE依存性のものの2種に大別される。

■ 本書では主にIgE依存性の食物アレルギーを取り扱うが，特に成人ではIgE抗体が証明されない食物過敏反応を訴える患者は非常に多い。このことはあまり明確に成書には記述されていないが，臨床的には非常に重要な点である（図2）。非IgE依存性食物アレルギーについてはQ2で詳述する。

図2 食物アレルギーとは

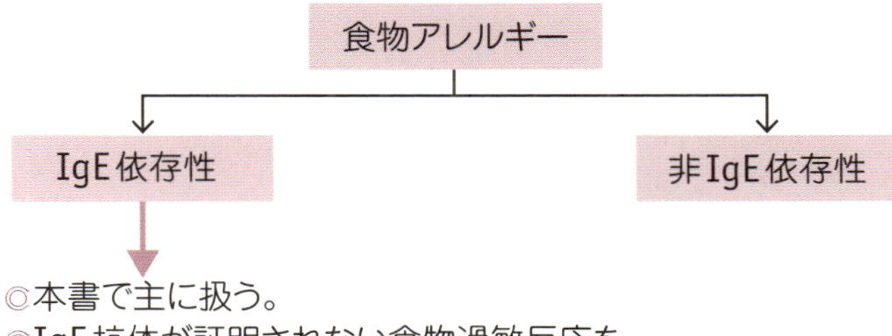

◎本書で主に扱う。
◎IgE抗体が証明されない食物過敏反応を訴える成人の患者が多い!

文 献
1）日本小児アレルギー学会食物アレルギー委員会：食物アレルギー診療ガイドライン2016. 海老澤元宏，他監. 協和企画，2016.
2）Johansson SG, et al : Allergy. 2001; 56(9) : 813-24.

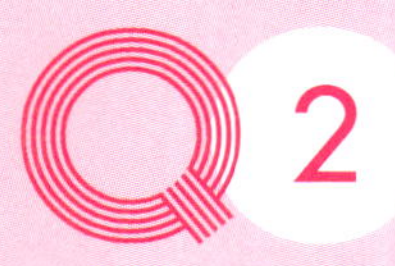

Q2 非IgE依存性食物過敏反応とは何ですか？

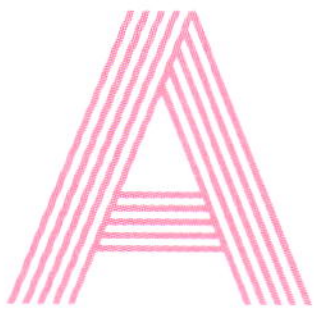

血液検査や皮膚検査でIgE抗体が証明されないにもかかわらず，特定の食物に対して過敏反応（かゆみ，膨疹，腹痛，下痢など）を有している場合に，「非IgE依存性の過敏反応」と呼びます。

解説

- Q1の通り，**成人ではIgE抗体を介しない食物過敏反応を訴える患者は非常に多い。**
- IgE抗体を介しない食物過敏反応の具体例として，乳糖不耐症（牛乳で下痢など），セリアック病，ヒスタミン中毒（鮮度の落ちた魚でアレルギー様症状）などが有名。
- また，食物に含まれる様々な生理活性物質が種々の過敏症状の原因になることもあり，実地臨床では未知の病態の様々な食物過敏症状をきたす患者が存在する。

実地臨床における対処の流れ

- Q1の図1（p.2）の用語定義に基づけば，IgE抗体を介しない食物過敏反応は，非IgE依存性食物アレルギーである場合と，非アレルギー性食物過敏反応である場合がある。しかし実地臨床では，IgE抗体以外のメカニズムの抗原特異的食物アレルギー反応（細胞性免疫反応など）を評価するための検査を通常行うことはできない。そのため，乳糖不耐症などのよく知られた事例を除けば，**個々の患者の種々の食物に対する非IgE依存性の反応が，免疫機序によるものか，そうでないかを容易には判断できないことが多い。**
- したがって，実地臨床では図1のようなフローチャートで対処することになる。まず，患者の訴える症状が真に食物によって引き起こされているかどうかを詳細な問診によって判断する。このとき，「特定の食物によって再現性をもって同様の症状が誘発されているかどうか」という点を中心に問診を行う。特定の食物への曝露量と，症状の強さに相関があるかどうかも評価の対象とする。
- 次に，食物過敏反応と判断された場合，その反応がIgE機序によるものかどうかを評価するため，血中抗原特異的IgE抗体価検査や皮膚プリックテストを行う。そのような臨床検査で病歴上，症状を引き起こしていると判断される食物に対してIgE抗体が証明されれば「IgE依存性食物アレルギー」，IgE抗体が証明されなければ「非IgE依存性食物過敏反応」と判断する。

図1 実地臨床における成人食物過敏症患者への対応フローチャート

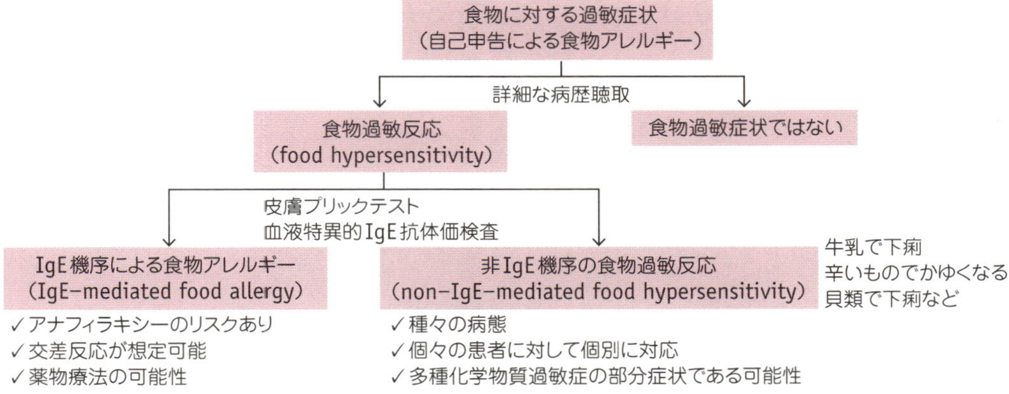

機序を明確にすることによるメリット

- メカニズムがIgE依存性であってもなくても，食物過敏症患者への生活指導の基本は，原因食物の摂取回避である。しかし，IgE依存性の反応であることが明らかになれば，①潜在的にアナフィラキシーのリスクがあることが明確になる，②アレルゲン蛋白質の交差抗原性の観点から食物交差反応が予測できる，③抗アレルギー薬などで誘発症状に対処できることが期待できる，④知見が集積されている病態の場合は予後の予測が可能，などのメリットがある。
- このように，非IgE依存性食物過敏反応とIgE依存性食物アレルギーは診断後の予後予測や対処方法が異なるので，成人の食物過敏症患者の診療では，起こっている反応がIgE依存性かどうかを判別することから始める必要がある。

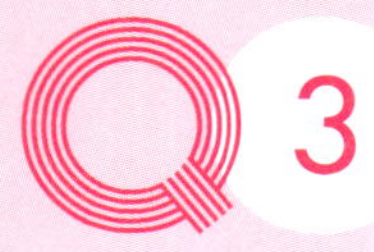

3 食物アレルギーの症状は食後何時間ぐらいで起こるのですか？

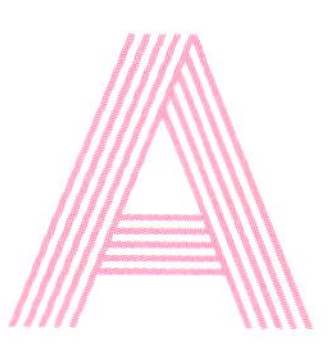

即時型食物アレルギーの症状は，原因となる食物摂取後通常2時間以内には始まることが原則です。稀に，食物摂取の4時間後に起こることもあります。しかし，一部の病態では，IgE依存性の食物アレルギーであっても例外的に食後4時間以上経って症状が起こることが知られています。

解説

- 即時型アレルギー（IgE依存性アレルギー）反応は全身の免疫反応で，抗原曝露後，通常数分～2時間以内（稀に4時間以内）に，様々な臓器で様々な症状が誘発される可能性がある。
- 食物アレルギーの症状としては皮膚症状，すなわち，かゆみや蕁麻疹が代表的であるが，皮膚症状がなくその他の症状のみが起こることも決して稀ではないことを銘記しておく。特にナッツアレルギーの場合は皮膚症状がないかきわめて軽微であるにもかかわらず，呼吸困難やアナフィラキシーショックに至るケースもしばしば経験する。
- 基本的にIgE依存性食物アレルギーは，即時型アレルギー症状であるので原因食物を摂取してから2時間以内に症状が始まることが多い。おそらく消化管からアレルゲンが吸収されるのに時間がかかった場合と推察されるが，食後4時間ぐらい経ってから症状が始まることもある。

例外的に食後4時間以上経過してから症状が誘発される病態

- 一方で，IgE依存性の食物アレルギーであるのに，食物摂取後数時間以上経ってから症状が始まることが明らかになっている病態が3つある（表1）。①納豆によるアナフィラキシー（Q54参照），②一部のアニサキスアレルギー（Q51参照），③マダニ関連の獣肉アレルギー（Q57参照）である。これら3つ以外に関しては，通常は摂取後遅くとも4時間までに症状が始まるという認識でおおむね間違いない。

表1 食後4時間以上経過してから症状が誘発される3つのIgE依存性食物アレルギー病態

①納豆によるアナフィラキシー
②一部のアニサキスアレルギー
③マダニ関連の獣肉アレルギー

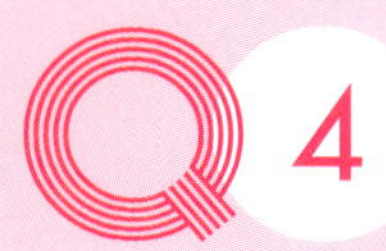

Q4 成人でも食物アレルギーは多いのですか？

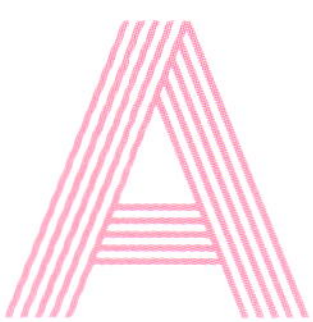

成人でも食物アレルギーは少なくありません。特に成人になって新たに食物アレルギーを発症する人も多いです。

解説

- 欧米で行われたアンケート調査で，成人の12％が，食物アレルギーもしくは不耐症があると自己申告している[1)]。しかし，欧米の研究では，医療機関でアレルギー検査を行って診断した成人食物アレルギーの有病率は2～5％程度であると報告されている[2)]。自己申告の有病率と真の有病率に乖離があるのは，Q1，Q2で解説したように，非IgE機序の過敏反応をきたす事例などが成人では多いことにも関係があると思われる。
- 以前に筆者が行ったインターネットモニター集団を対象に行ったアンケート調査では，20～54歳の成人の12％が「あなたは特定の食べ物を食べたあとにアレルギー症状が出ますか？」という質問に「はい」と回答していた。この数字は，先の欧米の報告と類似している。一方，わが国の成人における食物アレルギーの正確な有病率は明らかになっていないが，1～2％程度ではないかと言われている[3)]。

文献

1）Woods RK, et al:Eur J Clin Nutr. 2001;55(4):298-304.
2）Rona RJ, et al:J Allergy Clin Immunol. 2007;120(3):638-46.
3）「食物アレルギー診療の手引き2017」検討委員会（研究開発代表者：海老澤元宏）:AMED研究班による食物アレルギー診療の手引き2017.

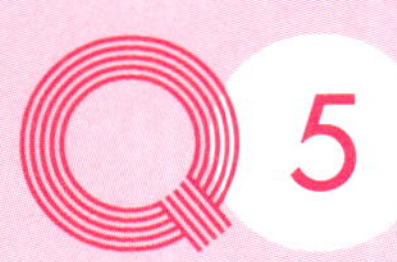

Q5 成人の食物アレルギーの原因となる食物は，どのようなものが多いですか？

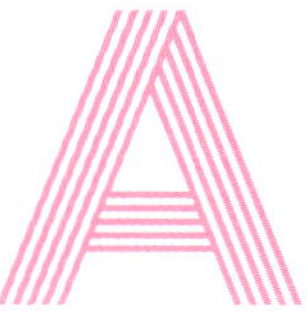

成人発症の食物アレルギーの原因食物は小麦，果物，甲殻類などが多く，小児食物アレルギーの原因食物として頻度の高い鶏卵や牛乳は，成人では頻度が高くありません。

解説

- 0～3歳の食物アレルギーでは，鶏卵，牛乳，小麦が三大原因であるが，年齢が上昇するに従って，ピーナッツ，魚卵，甲殻類などの頻度が上昇すると言われている[1)]。一方，成人発症の食物アレルギーの原因食物は小児期の原因食物と少し異なる。
- 図1に相模原病院アレルギー科を2011～2013年の間に受診した成人食物アレルギー症例の原因食物を示す。果物・野菜（豆乳・大豆アレルギーを含む）が最も頻度が高く，次に小麦，甲殻類と続いている。この3年間では鶏卵，牛乳アレルギー

図1　成人食物アレルギーの原因食物の分布

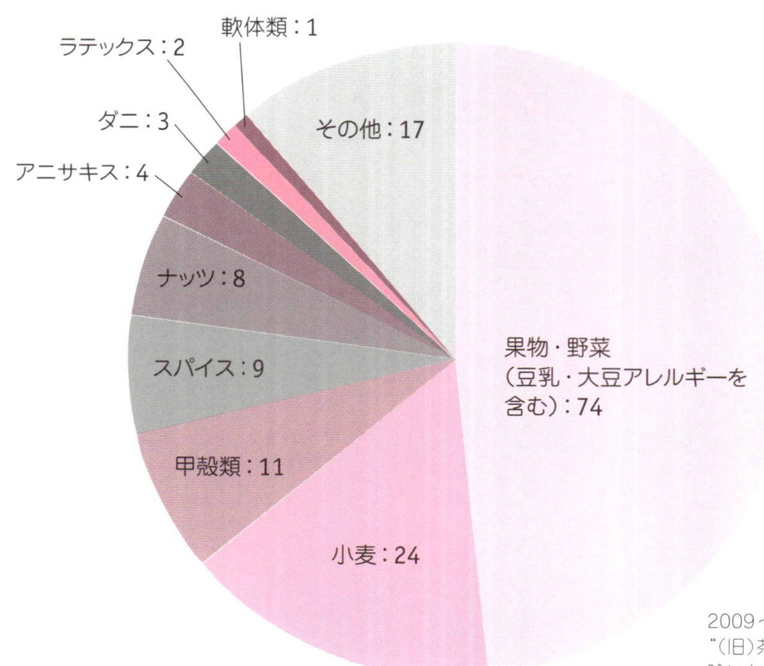

2009～2011年，相模原病院受診症例。
"(旧)茶のしずく"石鹸による小麦アレルギー症例は除いた統計

症例は存在しなかった。

- ただし，近年は小児期発症の食物アレルギーが改善せず成人まで持ち越す症例も少なくない。このような症例では，原因は鶏卵や牛乳であることも多い。また，小児と比較した場合の成人の特徴として，それぞれの患者におけるこれらの原因食物の合併は比較的少ないという点も重要である（図2）。
- 詳しくは後述するが，果物アレルギーは花粉アレルギーが原因となり，新鮮な食物摂取で口腔・咽頭粘膜にかゆみや腫れなどの症状が限局する場合が多い（Q31参照）。小麦アレルギーは，食物依存性運動誘発アナフィラキシー（FDEIA：food-dependent exercise-induced anaphylaxis）として発症するタイプ〔小麦依存性運動誘発アナフィラキシー（WDEIA：wheat-dependent exercise-induced anaphylaxis）〕が多い（Q42参照）。

図2　乳幼児と成人における原因食物の合併の仕方の違い

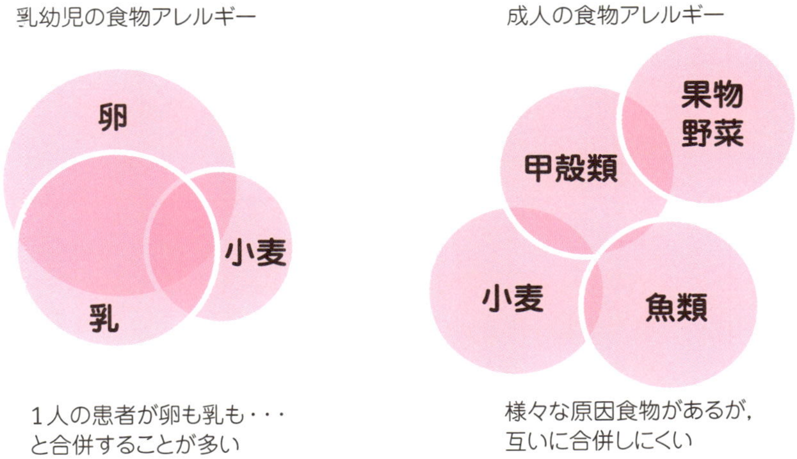

- また，十分な疫学データは存在しないが，このような成人の原因食物に関しては，日本国内においても多少の地域差があると推察される。成人の食物アレルギーにはその発症に花粉などの環境アレルゲンへの経皮・経粘膜感作が関わることが多いので，有意な環境アレルゲンの地域差が食物アレルギーの原因食物の地域差に関わっている。

文献

1）「食物アレルギー診療の手引き2017」検討委員会（研究代表者：海老澤元宏）:AMED研究班による食物アレルギー診療の手引き2017.

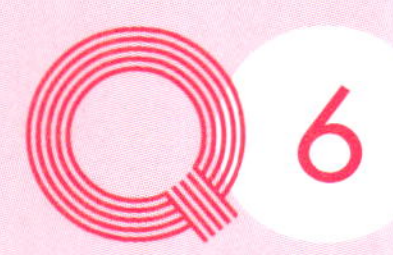

Q6 成人の食物アレルギーで起こる症状にはどのような特徴がありますか？

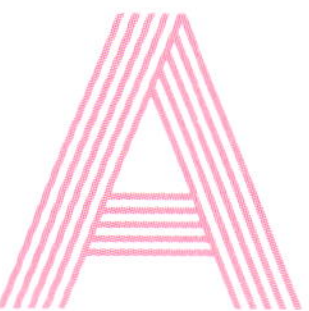

成人では，食物依存性運動誘発アナフィラキシー（FDEIA）と口腔アレルギー症候群（OAS：oral allergy syndrome）という即時型症状をとる患者が少なくありません。

解説

- 小児と比較した場合，成人では原因食物の種類だけでなくアレルギー症状の起こり方も少し異なっている。
- 一般に小児では，即時型症状が最も頻度が高いとされる。成人においても即時型症状をとることが基本であるが，成人では，FDEIAやOASと言われるような特殊な即時型症状をとる患者が多くなる特徴がある。
- FDEIAとは，原因食物を摂取しただけでは症状は起こらず，原因食物を摂取したあと運動したときにのみ症状が起こるような食物アレルギー症状である（Q7参照）。
- OASとは，口腔や咽頭の粘膜に限局したアレルギー症状が起こる場合を言う（Q8参照）。

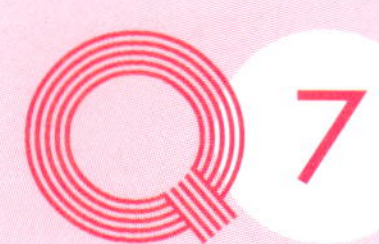

7 FDEIAとは何ですか？

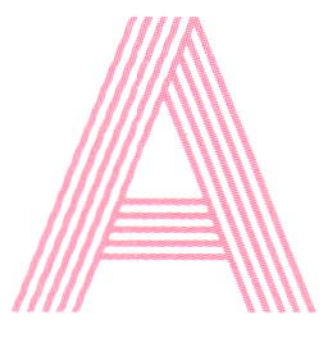

原因食物を摂取したあと，安静にしている場合は症状が起こらないが，摂取後運動した場合にのみアナフィラキシーをきたす病態です。

解説

- FDEIAとは即時型食物アレルギーの特殊型で，特定の食物摂取と運動の組み合わせで蕁麻疹などのアレルギー症状をきたすものを言う。

FDEIAの概念と病態

- 基本的な病態は通常の即時型食物アレルギーに類似している。FDEIAをきたす患者は通常，非運動時であっても，原因抗原に対して血液抗原特異的IgE抗体と皮膚プリックテストが陽性を示す。しかし，安静時（または二次的要因がないとき）に，感作食物を摂取しても症状はきたさない。
- FDEIAでは，原因食物摂取後運動などの二次的要因により症状誘発閾値が低下したときのみ，即時型アレルギー（Ⅰ型アレルギー）反応が起こり，アナフィラキシーをきたす（図1）。
- 症状惹起時の血液中からは通常のアナフィラキシーと同様にヒスタミン，トリプターゼなどのケミカルメディエーターが検出されうる。
- 運動により症状誘発閾値が低下する機序に関しては，いまだすべてが明らかになってはいないが，運動によって腸管の透過性が亢進し，未消化の食物抗原が吸収され循環血液に流入することが最も大きな要因であると考えられている[1)]。そのほか，食後の運動のみならずNSAIDs（non-steroidal anti-inflammatory drugs）の摂取などの二次的要因でも症状が誘発されやすくなる（図1）（Q64参照）。

通常の即時型アレルギー症状との異同

- FDEIAの病歴を持つ患者が，原因食物摂取後安静にしていてもアナフィラキシーをきたすエピソードを持つこともあり，FDEIAと通常の即時型アレルギーを明瞭に区別するのは時に困難であり，両概念にある程度の連続性も認められる。

図1 食物依存性運動誘発アナフィラキシー（FDEIA）

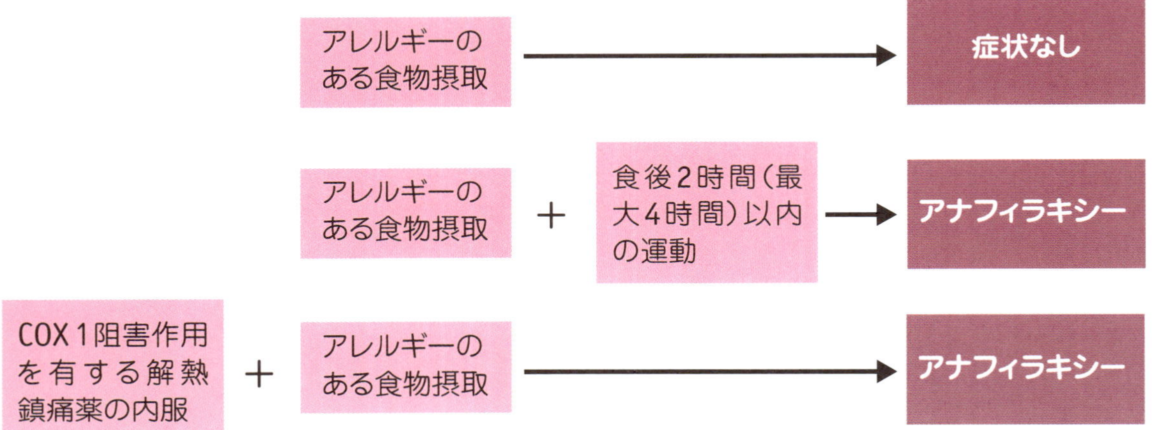

FDEIAとは，食物摂取後，運動したときに誘発されるアナフィラキシーのことを指す
COX 1阻害作用を有する解熱鎮痛薬の内服も同様に食物アレルギーの誘発作用を有する

- 経口免疫療法により寛解したと思われていた乳幼児発症の食物アレルギー患者がFDEIA症状のみを示すこともある。このような視点からみると，運動は即時型食物アレルギー症状を起こしやすくする（症状誘発閾値を低下させる）誘因のひとつであるとも言える[2)]。同時に，FDEIAという呼称は食物摂取後に運動したときのみ症状をきたす患者群に対してではなく，「即時型食物アレルギー患者が食物摂取後に運動したときに，増強された誘発症状をきたしたエピソード」に対する呼称である，と考えるほうがより正確であるとも言える。

文献
1）Matsuo H, et al:Clin Exp Allergy. 2005;35(4):461-6.
2）Brockow K, et al:J Allergy Clin Immunol. 2015;135(4):977-84.e4.

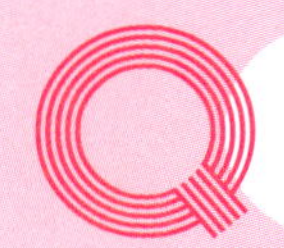

8　OASとは何ですか？

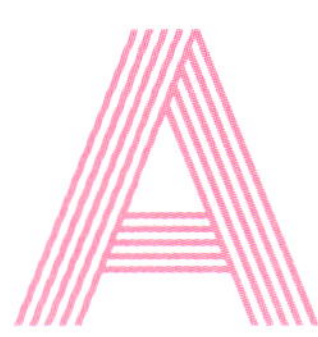

OASとは，IgE抗体を介した口腔や咽頭の粘膜に限局した即時型アレルギー症状です。

解説

- OASとは，IgE抗体を介した口腔や咽頭の粘膜に限局した即時型アレルギー症状である。原因食物としては新鮮な果物や甲殻類が多い。症状が起こるメカニズムとしては，IgE抗体による反応という意味では通常の即時型食物アレルギーと同じであるが，症状が口腔・咽頭に限局する場合にこのように呼ぶ。
- 症状が口腔・咽頭に限局する理由は，OASの原因となる食物アレルゲンが消化酵素で容易にそのアレルゲン性を失い，胃や腸管からアレルゲンが吸収されても即時型アレルギー症状を惹起しないためである。

OASという用語の定義はいまだ統一されていない

- なお，OASという医学用語の定義に関しては，国際的にも，またわが国においても厳密には統一されていないのが現状であり，種々のガイドラインや総説論文でその定義が若干異なっている。
- 本書では，OASを「口腔・咽頭に限局する症状」と定義する考え方を採用したが，「口腔症状を主体とする即時型アレルギー症状（全身症状があってもよい）」と定義する場合[1)]，「口腔・咽頭に限局する症状を呈する患者」と定義する場合[2)]，「花粉アレルギー患者における果物野菜アレルギー」のことを指す場合[2, 3)]，など様々な定義で用いられているため，その点には注意を要する。
- 本書でOASを「口腔・咽頭に限局する症状」と定義する考え方を採用した理由は，OASを口腔・咽頭に限局する症状を呈する「患者」と定義すると矛盾が生じる場面があるためである。たとえば，もともとリンゴ摂取により口腔症状を有していた患者が，何らかの要因でリンゴ摂取により全身性のアレルギー症状をきたすこともある（図1）。また，リンゴ摂取では口腔・咽頭に限局した症状をきたすが，モモや豆乳摂取では全身性のアナフィラキシーをきたす患者も存在する。したがって，OASという呼称は，そのような症状を呈する“患者”に対して用いるのではなく，リンゴで口腔・咽頭に限局した即時型アレルギー“症状”そのものに対して用いたほうがより正確であるためである。

図1　本書でOASを「口腔・咽頭に限局する症状」と定義した理由

もともとリンゴ摂取による
口腔症状を有していた患者
モモや豆乳
摂取
全身アレルギーをきたすことも

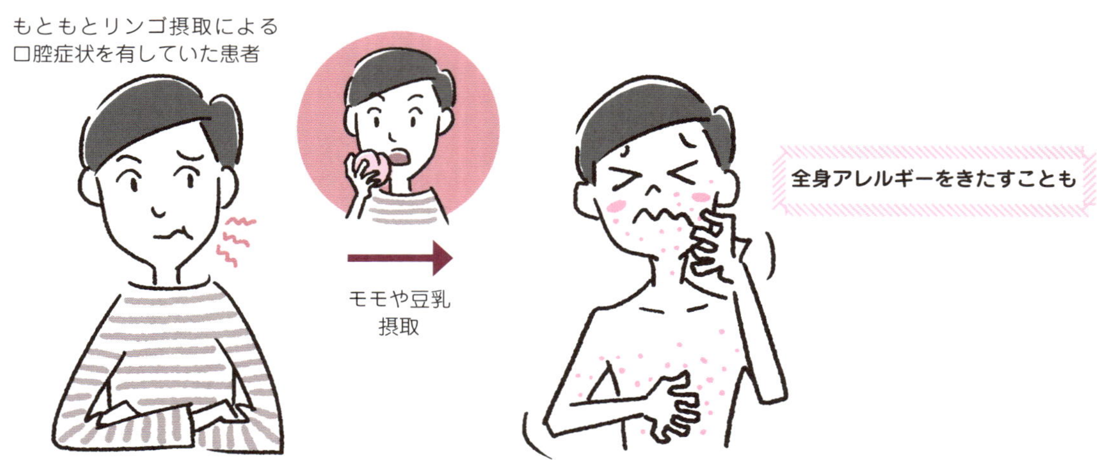

OASを口腔・咽頭に限局する症状を呈する「患者」と定義すると矛盾が生じる場合がある

文献

1）特殊型食物アレルギー診療の手引き 2015.［https://shimane-u-dermatology.jp/theme/shimane-u-ac_dermatology/pdf/special_allergies.pdf.］
2）日本小児アレルギー学会食物アレルギー委員会. 食物アレルギー診療ガイドライン2016. 海老澤元宏, 他監. 協和企画, 2016.
3）Webber CM, et al:Oral allergy syndrome: a clinical, diagnostic, and therapeutic challenge. e. Ann Allergy Asthma Immunol. 2010;104:101-8.

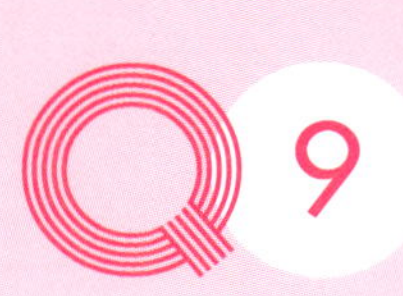

Q9 どうして子どものときにはなかった食物アレルギーが成人になってから発症するのですか？

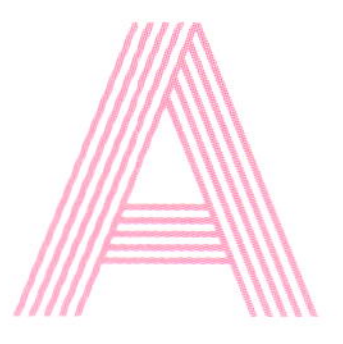

経皮，経粘膜，経気道的な大量の環境アレルゲン曝露により，成人になってからIgE感作が成立し，環境アレルゲンと交差反応がある食物アレルゲンの経口摂取でアレルギー症状が起こるようになることがあります。成人になってからの経口感作もありえます。

解説

■まず，IgE依存性食物アレルギーの発症メカニズムとして，感作相と惹起相という2つのphase（時相）があるということが重要である。感作相では，アレルゲンが皮膚，気道・腸粘膜を介して体内に侵入し，抗原提示細胞に認識されB細胞からIgE抗体の産生が行われる。このIgE抗体がマスト細胞表面に結合した状態が「感作」された状態である。「感作」されたヒトに再度アレルゲンが侵入したとき，マスト細胞上のIgE抗体に結合しマスト細胞が活性化されて，ヒスタミン，ロイコトリエンなどのケミカルメディエーターが産生・放出される。ケミカルメディエーターが全身の血管や臓器に作用することにより臨床症状としてアレルギー反応が起こる（惹起相）。

■一般に，Ⅰ型アレルギーの発症機序の具体例としてハチ毒によるアナフィラキシーがしばしば挙げられる。ハチ刺傷によるハチ毒アレルギーは，初めてハチに刺されたときには起こらないことはよく知られている。何度かハチに刺されているうちにハチ毒に対するIgE抗体を保有するようになって（感作相），IgE抗体を保有した状態でハチに刺されることにより初めてアレルギー症状が起こるのである（惹起相）。

■このような考え方に基づけば，初めて食べた食物に対してアレルギー症状をきたすことはないというのが原則であるが，例外も多くある。その理由としては，感作相と惹起相は必ずしも同一のアレルゲンである必要はないことと関係している。たとえば，カバノキ科花粉症（感作相：カバノキ科花粉の吸入性曝露）の患者が初めて豆乳を飲んだ際（惹起相：大豆アレルゲンの経口曝露）に，カバノキ科花粉と大豆のアレルゲンの交差反応のためにアナフィラキシーをきたすことがあることはよく知られている（Q35に詳述）。

■成人の食物アレルギーの発症メカニズムとしては大きくわけて，腸管感作型発症（経口感作）と腸管外感作型発症の2つがある。以下にそれぞれ解説する。

腸管感作型発症（経口感作）

■原因は不明であるが，これまで毎日経口摂取できていたものであっても，成人になってから食べているうちにしだいにIgE感作され，アレルギーを発症することがある。

■この病態で発症しやすい原因食物としては，小麦（ω-5グリアジン感作型）（Q42参照），甲殻類（Q50参照），ナッツ類（Q58参照）が挙げられる。

腸管外感作型発症

■経皮，経粘膜，経気道的な大量の環境アレルゲン曝露（職業性食物アレルゲン曝露含む）により，成人になってからIgE感作が成立し，環境アレルゲンと交差反応がある食物アレルゲンの経口摂取でアレルギー症状が起こるようになることがある。

■この病態で最も多いのが，花粉アレルギーが原因となって発症する食物アレルギー（花粉－食物アレルギー症候群，Q31参照）である。花粉アレルギーの原因アレルゲンときわめて構造が類似したアレルゲンが果物・野菜の中にも存在する。したがって，花粉のアレルゲンで花粉症を発症した患者の一部が，同時に果物・野菜の中の花粉アレルゲン類似の食物アレルゲンにも交差反応するようになり，食物アレルギーを発症するようになることがある（図1）。ラテックスアレルギーから始まる食物アレルギー（ラテックス－フルーツ症候群，Q40参照）も著名である。

■また，化粧品の使用による感作から始まる食物アレルギーも頻度が高い（Q53参照）。化粧品添加物により発症する食物アレルギーとして以前から知られているのが，コチニール色素によるアレルギーである。わが国では2011年頃から社会問題になった化粧品中の加水分解小麦によるアレルギーが著名である（Q45参照）。

図1 成人のモモアレルギーの発症機序―原因は花粉アレルギー

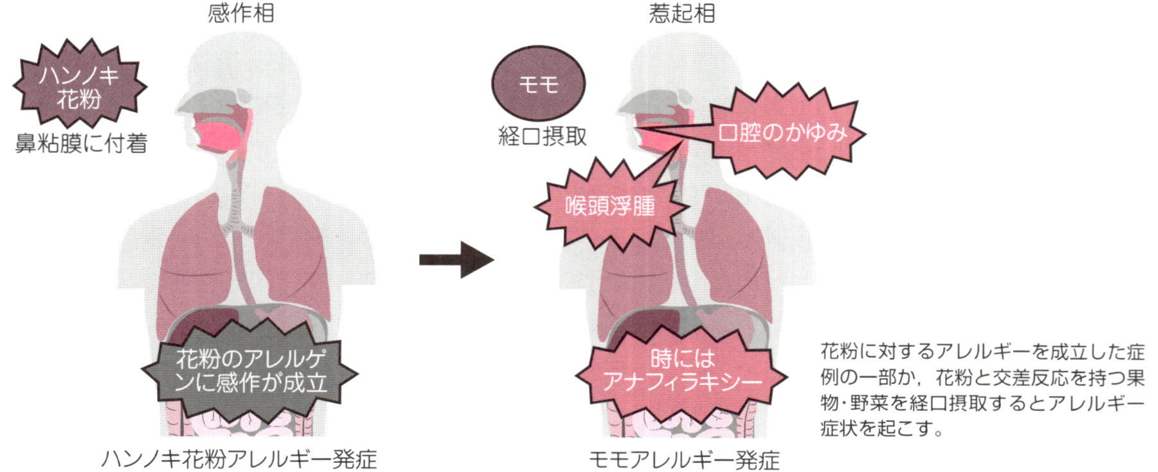

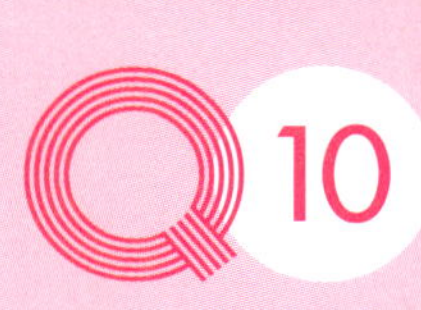

Q10 多様性に富む成人の食物アレルギーをどのように整理して理解すればよいですか？

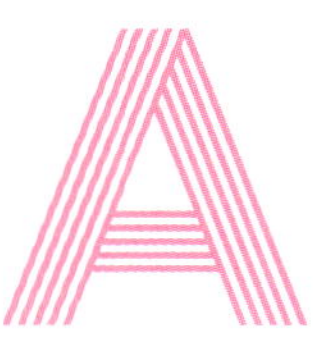

多様性を，①症状の原因食物が何なのか，②臨床病型(即時型か，OAS型か，FDEIA型か)，③発症メカニズム(経口感作か，経皮感作か，経粘膜感作か)という3つの軸で理解すると，患者さんの特徴を整理しやすいです。この中でも特に発症メカニズムの特定は，患者さんへの対処方法に直結しますので重要です。

解説

- Q5～Q9で解説してきたように，成人の食物アレルギーは小児に比して多様である。個々の患者の病態を正確に把握するためには，①原因食物，②臨床病型，③発症メカニズムの3つの指標により病態を評価すると，個々の患者の特徴を整理しやすく生活指導も行いやすい(図1)。この中でも，③の発症メカニズム(感作ルート)の特定は重要である。
- 腸管外感作型発症の食物アレルギーに関しては，感作ルートの特定のあと，感作源の回避，遮断を行うことにより，食物アレルギーの予後が改善できる可能性が示されている。たとえば，化粧品感作型の病態では，発症の原因となった化粧品の使用の中止により病態が改善できる可能性があるためである(Q47参照)。
- また，花粉症が原因となる果物・野菜アレルギーの場合は，花粉回避策も同時に重要である(Q36参照)。

図1　成人食物アレルギーの病態を整理するための3つの軸

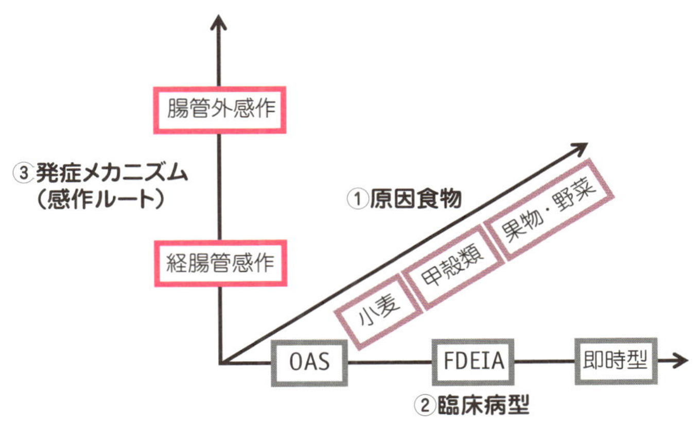

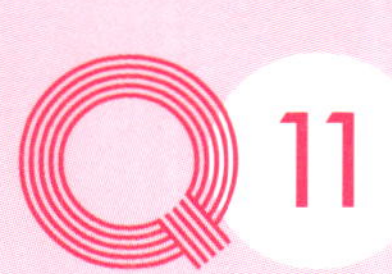

成人の食物アレルギーの鑑別診断としてどのようなことを知っておく必要がありますか？

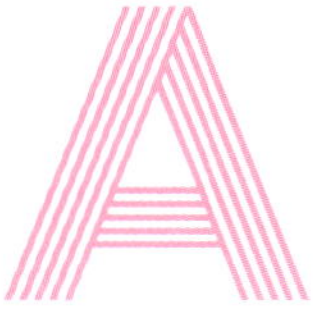

実地臨床では，非IgE機序の食物過敏反応(乳糖不耐症，non-coeliac gluten sensitivity，化学物質過敏症など)，不安発作，特発性蕁麻疹，胃食道逆流症(GERD: gastroesophageal reflux disease)，過敏性腸症候群などが鑑別疾患として頻度が高いです。

解説

■鑑別診断として臨床的に頻度が高いのは以下に解説する疾患である。**成人の食物アレルギーの専門外来を受診する患者の約半数が，食物アレルギーではなく，以下の診断名となるのが実情である。**

非IgE依存性食物過敏反応

■IgE機序以外のメカニズムで起こる食物過敏反応のすべてが鑑別診断として挙がる（Q2参照）。非IgE依存性食物過敏反応をきたす疾患はきわめて多岐にわたるが，特に実地臨床で遭遇する頻度が高いのは，乳糖不耐症，non-coeliac gluten sensitivity，化学物質過敏症である。

■non-coeliac gluten sensitivityは小麦アレルギーでもセリアック病でもないのに，小麦製品摂取時に，消化器症状，頭痛，関節痛，筋肉痛，手足のしびれ，全身倦怠感，不安感などの症状が誘発される病態のことを言う[1)]。特異的な検査所見はない。

■化学物質過敏症は病態など未解明な部分が多く，医学的診断名としてはコンセンサスを得られておらず，広く浸透した診断基準もないが，多種の微量の化学物質に過敏に反応し，アレルギー様症状を含む，多種多様な症状をきたす患者群のことを指す。食品中の化学物質に反応して非IgE依存性の食物過敏反応をきたしうる[2)]。

不安発作・パニック発作

■不安発作・パニック発作では呼吸困難感，動悸，四肢のしびれや振戦などの症状を生じる。これらの症状が食物アナフィラキシーに類似しているため，食物摂取に関連してこれらの症状が起こる場合は，食物アレルギーとの鑑別が問題になる。

■ 食物摂取に対して何らかの要因で恐怖心を抱いていると，食物摂取による不安発作・パニック発作を起こすことがある。IgE依存性の真の食物アナフィラキシーを経験した患者が，そのエピソードが心的外傷となり，原因食物以外の食物摂取時にアレルギー症状ではなく，不安発作の症状が起こるようになることもある。その症状を患者本人が食物アレルギーであると誤認して，食べられない食物が増えたと解釈し，より不安を強めていき，次々と新たな食物摂取後に不安発作を引き起こすようになることがある。

■ このような場合は，検査により客観的に真の原因抗原を同定していき，症状の真の原因ではない食物に関しては，安全確認のための負荷試験を医療機関内で行うことが必要となる。

特発性蕁麻疹

■ 特発性蕁麻疹では，食物摂取と関係なく，症状が誘発されることが特徴である。食物アレルギーによる蕁麻疹は，通常多くても月に数回しか起こらないのに対して，特発性蕁麻疹は毎日のように症状が出るのが特徴である。言い換えると，毎日のように蕁麻疹を経験している症例に関しては，その蕁麻疹が食物アレルギーによるものである可能性は低い。

■ 特発性蕁麻疹は，症状が出る場合は夕方～夜間にかけて症状が出現，悪化するものが多く，同時に疲労時などに悪化しやすい。

消化器疾患

■ GERD，過敏性腸症候群患者が，特定の食物摂取での増悪を訴えるとき，食物アレルギーとの異同が問題になる。

文献

1）Czaja-Bulsa G:Clin Nutr. 2015;34(2):189-94.
2）Hojo S, et al:Int J Hyg Environ Health. 2018;221(8):1085-96.

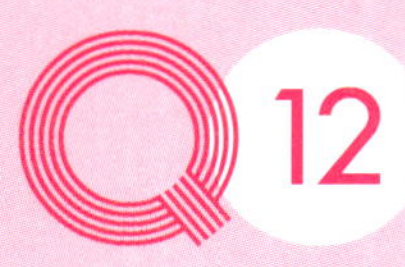

Q12 成人の食物アレルギーは発症すると一生良くならないのですか？

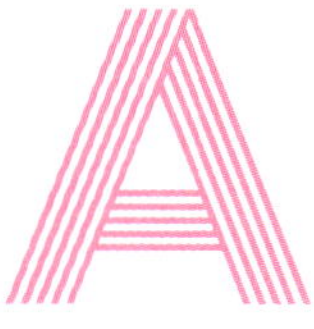

以前はそのように考えられていましたが，近年は少し考え方が変わっています。臨床亜型によっては，改善していくものもあります。

解説

- 成人の食物アレルギーはその発症機序や病態が非常に多様性に富んでいるために（Q10参照），その予後も臨床亜型ごとに異なっている。一度発症すると改善しないものも存在するが，何年かかけて改善していく場合もある。

経皮･経粘膜曝露が関わっているものは予後が良い可能性がある

- 2011年頃から社会問題になった“(旧) 茶のしずく”石鹸（株式会社悠香）による小麦アレルギーの事例（Q45参照）では，発症の原因となった“(旧) 茶のしずく”石鹸（加水分解小麦含有の洗顔石鹸）の使用を中止すれば，多くの患者において小麦アレルゲンへのIgE抗体価が経年的に減少し，小麦アレルギー症状が改善を認めた（Q47参照）。
- 同様の現象は，その他の経皮・経粘膜曝露で発症する食物アレルギーに関しても認められている。したがって，成人食物アレルギーの長期管理においては，食物アレルギーの発症の原因となっている経皮・経粘膜アレルゲン曝露の有無とその同定，回避指導がきわめて重要である。

経口感作型は予後が悪い可能性が高い

- 経口感作型発症の成人食物アレルギーの長期予後は十分に明らかになっていないが，一般的には予後は悪いと考えられている。しかし，一部の経口感作型病態のものは，経口摂取を中止すると，当該食物特異的IgE抗体価が経年的に低下することがある。

成人病態での経口免疫療法の効果は不明

- 近年，乳幼児期発症の鶏卵，小麦，ピーナッツなどによる食物アレルギーに関しては，経口免疫療法が試みられている。しかし，成人発症の食物アレルギー病態において，経口免疫療法の有効性に関しては検討されていない。

Clinical Pearl

- **成人食物アレルギーの長期管理においては，食物アレルギーの発症の原因となっている経皮・経粘膜アレルゲン曝露の有無（化粧品，職業性曝露など）の見きわめが最も重要。**
- **その同定と回避指導により食物アレルギーの予後が改善する可能性がある。**

これまでの成人の食物アレルギーの臨床経験から，一般にあまり知られていなくても診療を進めていく上での重要事項です（p.137～138に本書でのClinical Pearlをまとめています）。

part 2

成人の食物アレルギーをどう診断するか

Q13 特定の食物へのアレルギー症状を訴える患者さんに対してどのように検査を進めていけばよいですか？

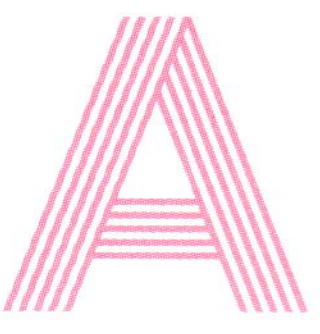

特定の食物摂取と症状誘発の間に再現性があるかを知るために，詳細に病歴を聴取します。再現性をもって症状が誘発されていれば食物過敏症と判断して，その機序を明らかにするためにIgE抗体検査を行います。

解説

- 実地臨床における成人食物過敏症患者の診断の流れを図1に示した。
- 当然ながら，詳細な問診から診療は始まる。まずは，食物過敏症状を訴える患者が真に食物過敏反応なのかどうかということを評価する必要がある。病歴聴取により，特定の食べ物により再現性をもって症状が誘発されているか評価する。
- 再現性をもって症状が誘発されているときは，食物過敏反応と判断する（Q2参照）。患者から信頼性と再現性の高い症状誘発のエピソードに関する病歴が得られる場合は，臨床的には食物負荷試験を行うことなく，食物過敏反応の診断をして問題はない。病歴聴取のポイントはQ20にまとめた。
- 食物過敏反応と考えられた場合には，疑わしい食べ物にIgE機序の反応が証明できるか評価するために，IgE抗体検査を行う。代表的なIgE抗体検査として，皮膚プリックテストと血液抗原特異的IgE抗体価検査の2つがある（Q15参照）。
- IgE抗体陽性であればIgE機序による食物アレルギーと診断できる。IgE抗体検査が陰性の場合は，非IgE機序の食物過敏反応ということになる（Q2参照）。

図1　実地臨床における成人食物過敏症患者への対応フローチャート

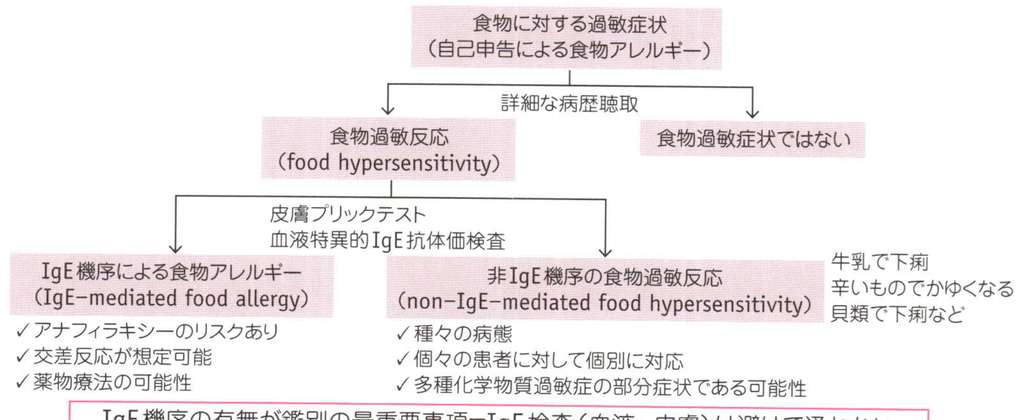

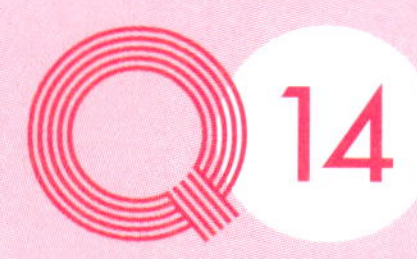

Q14 現在特定の食物を除去している患者さんにはどのように対処すればよいですか？

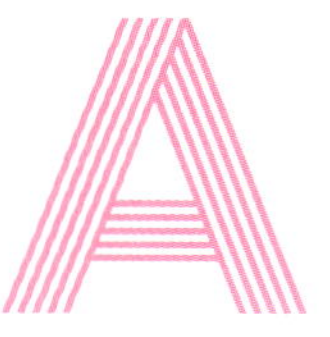

最近12カ月程度の当該食物誤食時のエピソードがある場合は，その症状を主に参考にして対処方法を考えていきます。IgE機序以外の反応で除去していると考えられる場合は，IgE抗体検査結果が今後の食事指導にあまり役に立ちませんので注意が必要です。

解説

- 以前に医師から除去を指示された，もしくは自己判断で特定の食物を除去し，今後も除去を継続すべきか相談するために，アレルギー外来を受診する患者は多い。
- 数年以上前に除去を開始された場合には，長い臨床経過で症状が変化して，現在は摂取可能になっていることも稀ではない。また，以前の除去の開始が必要なかった（症状はなかったのに除去を開始した）と考えられるケースも存在する。
- このように現在特定の食物の除去を行っているケースにおける一般的な対応方法を図1に示した。繰り返しになるが，成人の食物過敏症状は非IgE機序のものも少なくないことを再度強調したい（Q1，Q2参照）。その可能性も含めたフローチャートである。

特定の食物を除去している患者に対する診療の流れ

- まずは，現在除去している食物をおおむね最近12カ月ぐらいに誤食して，症状が誘発されたという信頼性の高いエピソードがある場合には，食物への過敏反応のメカニズムによらず除去は継続する。
- 最近の誤食のエピソードがない場合は，過去の症状誘発の病歴を詳細に聴取し，過去の症状がIgE機序の症状であった可能性が高いか否かを判断する。IgE依存性の過敏症状を呈していたと考えられた場合は，IgE抗体検査を行い現在の感作状況を確認する。
- その結果が陰性である場合，現在は経口摂取できる可能性があるため，患者の希望を考慮し経口負荷試験の実施や経口摂取再開を検討する。また，除去開始時の特異的IgE抗体価が明らかなときは，現在のIgE抗体価が陽性でも除去開始時に比べて顕著に低下していた場合，経口負荷試験の実施や経口摂取再開を検討してもよい。

図1 特定の食物を除去している成人患者への対応フローチャート

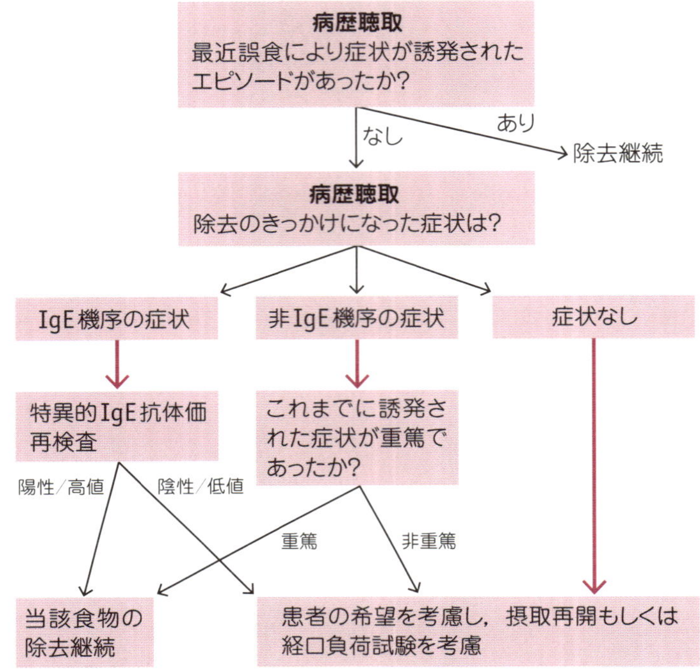

このフローチャートはあくまでも一般的な対応の流れを示したものであり，実際には個々の患者の個別性を考慮しながら診療を進める

- 過去の症状がIgE機序の症状ではなかったと判断された場合は，IgE抗体検査結果では経口摂取時の症状を予測できないので，それを行う必要性は低くなる（もちろん，IgE抗体検査を念のため行うことが多い）。非IgE機序の食物過敏反応の場合は，現在の食物摂取による症状の有無や程度を確認する方法としては経口摂取すること以外にはない。検査などで現在の症状の程度を推察することができないため，病歴聴取により過去の誘発症状が重篤な症状である場合には，今後も除去を継続することを念頭に指導せざるをえない。
- 長い間除去していた食物の経口摂取再開は，注意深く行う必要がある。検査結果や病歴から重篤な症状が誘発される可能性があると判断される場合は，医師の面前で少量から摂取再開を始め，徐々に増量する（負荷試験の詳細については各種ガイドライン参照）。

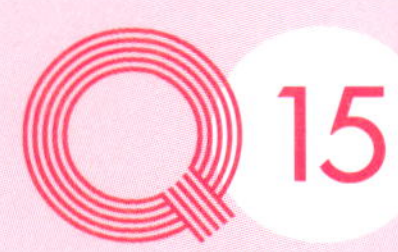

Q15 食物に対するIgE反応を確認する検査にはどのようなものがありますか？

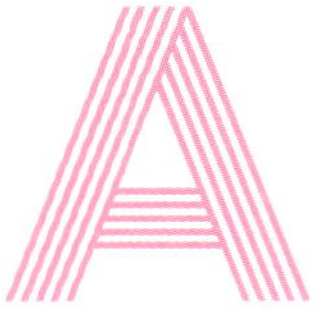

主なものに，血液抗原特異的IgE抗体価検査と，皮膚テストの一種であるプリックテストがあります。両者ともに利点と欠点がありますので，両者をうまく組み合わせて診断します。

解説

■食物に対するIgE抗体の証明方法としては，血液抗原特異的IgE抗体価検査，皮膚テストの2つが実地臨床ではよく用いられている。その他の方法としては，好塩基球活性化試験，ヒスタミン遊離試験があるが，現在保険収載がなく，実地臨床ではあまり用いられていない。

血液検査と皮膚テストをともに施行することが望ましい

■成人食物アレルギー診断時には，原則血液検査と皮膚テスト（通常はプリックテスト，Q16，Q37参照）をともに行うことが望ましい。

■概して，皮膚テストのほうが血液検査に比べ，真の体のIgE反応を反映していることが多く，食物アレルギー診断において診断的有用性が高いことが多い。しかし，これは対象となる臨床亜型・病態や，検査に用いるアレルゲンエキスによって異なり，血液検査のほうが診断に有用である場合もある。

■血液検査の中でもアレルゲンコンポーネント特異的IgE抗体価測定を行った場合は，粗抽出抗原を用いた皮膚テストよりも診断的有用性が高いケースが多い。

血液検査と皮膚テストの利点と欠点

■血液検査と皮膚テストの利点と欠点を表1にまとめた。血液抗原特異的検査は，その施行が簡便であるという利点はあるが，食物アレルギー診断の場合は，その検査の信頼性はおおむね皮膚プリックテストに劣り，偽陽性，偽陰性が少なくない。しかし，皮膚科医やアレルギー専門医でなければ皮膚テストは施行が困難であるので，多くの医師にとってIgE抗体の診断は血液抗原特異的IgE抗体価検査に頼らざるをえないであろう。

表1 皮膚テスト，血液抗原特異的IgE検査の利点と欠点

	皮膚テスト	血液特異的IgE検査
経済性	+++	+
迅速性	+++	++
臨床的意義	+++	++
結果の国際比較	+	+++
再現性	+ （日内変動，部位による変動，手技者間の違い）	+++
皮膚疾患による影響	あり	なし
小児における検査	+	++
内服薬の影響	あり	ほとんどなし
安全性	+	+++
未知抗原による検査	可能	困難

+:比較的優れている，++:優れている，+++:大変優れている

- 繰り返しになるが，成人食物アレルギーの診断における血液IgE抗体価検査の感度は決して高いとは言えないことを忘れてはならない。また，血液IgE抗体価検査が陰性であるけれども，食べると重篤な症状が起こる事例は決して稀ではない。診断後に対象患者の長期経過を観察する場合は，検査の再現性の高い血液検査のほうが優れていることが多い。

Clinical Pearl

- **特に成人の場合，血液抗原特異的IgE抗体価検査の感度は十分に高くはない。**
- **血液抗原特異的IgE抗体価検査結果が陰性でもIgE依存性食物アレルギーは否定できない。**
- **皮膚テストの感度は比較的高いが，必ずしも100%ではない。**

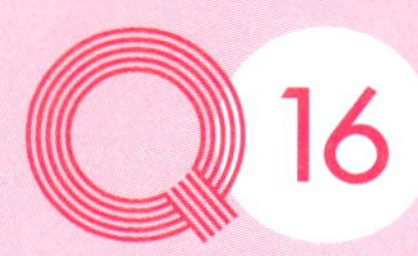

Q16 皮内テストを行う必要があるのはどのような場面ですか？

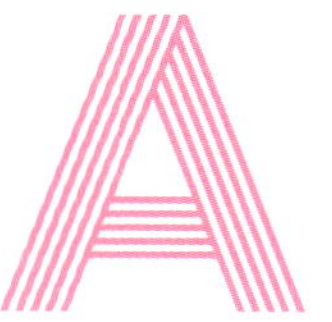

A 通常，食物アレルギーの診断に皮内テストが必要となることはありません。プリックテストで十分に感度の高い検査が行えます。しかし，食品添加物などの非蛋白質の低分子物質を原因として疑う場合は，皮内テストを行わなければ陽性にならないケースがあります。

解説

- 食物アレルゲンに対するIgE抗体の証明方法に，血液検査によるものと，皮膚テストによるものがあることは前項で解説した（Q15参照）。
- 食物アレルギー診断時に行う皮膚テストは，皮膚プリックテストで行うことが一般的である（プリックテストの詳細はQ37や文献[1]を参照）。プリックテスト以外の方法としては皮内テストがある。
- プリックテストと皮内テストは類似した検査であるが，決して混同してはならない。表1に両者の違いをまとめた。

皮内テストの特徴

- 皮内テストでは，26～27ゲージの針を用いて，1：1,000 weight／volumeかそれ以上に稀釈された溶液を0.02～0.05mL皮内に注射する（手技としてはツベルクリン反応と同じ）。
- 皮内テストは，プリックテストに比べて感度が高いという重要な特徴があるが，一方で副作用としてのアナフィラキシーのリスクも高い。検査の感度としては，プリックテストで十分であるため，アナフィラキシーのリスクを考え，**食物アレルギー診断を目的とした皮内テストは原則として行わない。**

表1 プリックテストと皮内テストの違い

	プリックテスト	皮内テスト
抗原の濃度	1:10～1:100が多い	1:1,000～1:100,000が多い
溶液の調整・バッファー	グリセリン含有が多い	グリセリンは使えない （滅菌・ミリポアフィルターを要する）
簡便さ	＋＋＋	＋＋
結果の解釈	＋＋＋＋	＋＋
不快感（痛み）	＋	＋＋＋
偽陽性	稀	少なくない
偽陰性	少なくない	稀
再現性	＋＋＋	＋＋＋＋
感度	＋＋＋	＋＋＋＋
特異度	＋＋＋＋	＋＋＋
IgE抗体の検出	可	可
安全性	＋＋＋＋	＋＋
小児における検査	可	困難
as is 抗原による検査	可能 （プリックプリックテスト）	不可能
低分子抗原の診断	＋	＋＋＋

＋：比較的優れている，＋＋：優れている，＋＋＋：大変優れている，＋＋＋＋：非常に優れている

皮内テストの施行が必要になる場面

- しかし，蛋白質ではなく薬剤や化学物質などの低分子物質を原因抗原として疑う場合は，プリックテストに加えて皮内テストを追加して行うことが多い。低分子アレルゲンではプリックテストでは陽性率が低く，皮内テストでのみ陽性となることが多いためである。食物アレルゲンではなく，低分子の食品添加物など（エリスリトールなど）を原因物質として疑う場合は皮内テストが必要になることがある。
- 皮内テストを行う際は，体内に投与することになるため，使用するエキスとしてはプリックプリックテストのときのように食物そのものの使用はできない。プリックテストの場合と，至適アレルゲン濃度やバッファーが異なるなどの差異があるため注意を要する。

文献

1）日本ラテックスアレルギー研究会／ラテックスアレルギー安全対策ガイドライン作成委員会：ラテックスアレルギー安全対策ガイドライン2018. 協和企画，2018.

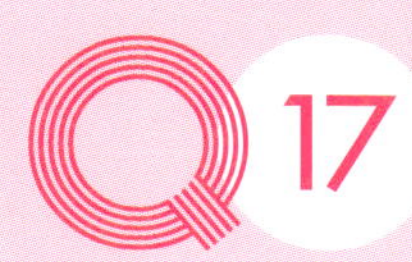

Q17 確定診断には経口負荷試験が必要ですか？

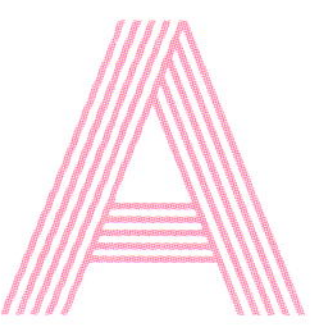

小児と比較して成人では，一般に思われているほど食物負荷試験の必要性が高くありません。信頼性の高い病歴聴取が可能な場合には，臨床的には食物負荷試験は必須ではありません。

解説

- 食物アレルギーの診断の基本は，食物負荷試験であることは言うまでもない。しかし，小児と比較して成人では，食物負荷試験の必要性が高くない場合が多い。小児では症状に関与しない食物IgE感作を示す頻度が高いが，成人ではそれはさほど頻度が高くなく，さらに皮膚テストと血液検査を組み合わせて感作状況を評価することで，感作アレルゲンから真の症状の原因アレルゲンを特定しやすい状況にある。
- また，成人では摂取食物と誘発症状に関する詳細な病歴聴取が行えるので，負荷試験を行わなくても，食物摂取による反応を予測できるケースが多い。
- 実地臨床で最も負荷試験を行う場面が多いのは，何らかの原因で除去していた食物に関して，真に症状が引き起こされるのか評価する場合である（Q14参照）。IgE検査結果から，安全に摂取できる可能性が高いと予測されて，摂取による安全性を確認する目的で行うケースも多い。
- なお，経口負荷試験には一定の危険性を伴うため，当該検査に精通した医師，施設のもとで行う必要がある。

Q18 症状が起こる食べ物の血液IgE検査とプリックテストが陰性のときはどのように解釈すればよいでしょうか？

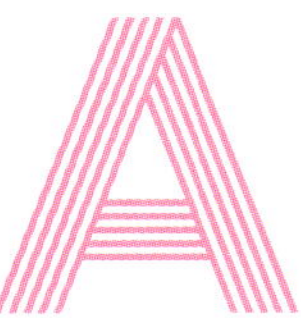

原則，非IgE機序の症状であると解釈します。しかし，臨床症状からIgE抗体による症状を強く疑う状況では，異なる方法や異なる食品形態でIgE検査を行ったり，検査を繰り返したりする必要があります。

解説

■ 詳細な病歴聴取や負荷試験の結果，当該食物を摂取すると間違いなく症状をきたすことが明らかであるのに，血液・皮膚のIgE抗体検査は陰性になることがある。Q1，Q2で解説したように，そもそもIgE抗体によるⅠ型アレルギー（即時型アレルギー）以外のメカニズムで食物過敏反応が起こっている場合は，このようになる（図1）。

図1　非IgE依存性の過敏反応である可能性

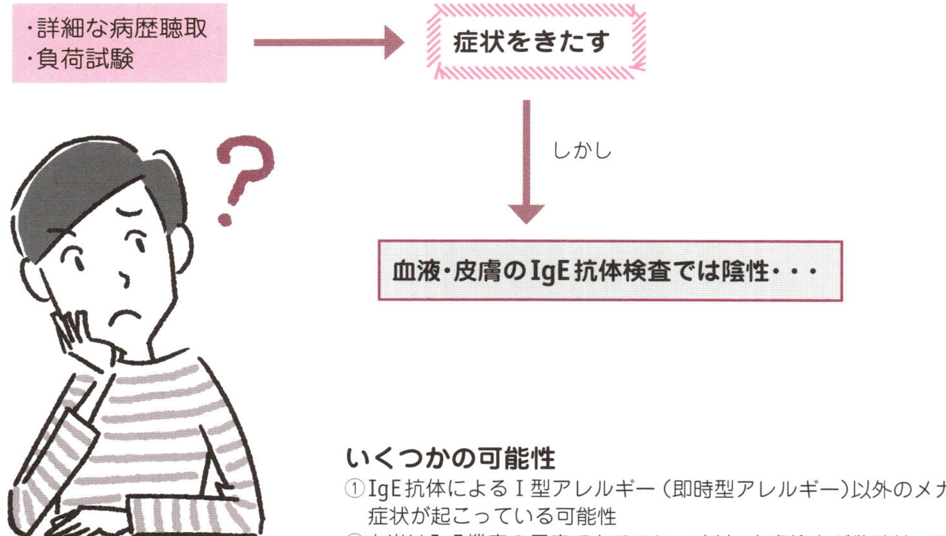

IgE機序の反応であるのにIgE検査が偽陰性になっている可能性

- 一方で，Ⅰ型アレルギーの症状であるのに，IgE抗体検査が陽性になりにくい患者や病態，アレルゲンも存在する。たとえば，果物アレルギー診断時には，血液抗原特異的IgE抗体価検査の感度は必ずしも高くないことはよく知られている。新鮮な果物を用いたプリックプリックテスト（新鮮な果物そのものを用いたプリックプリックテスト）が必要である（Q37参照）。
- 一般論として，IgE抗体による反応を疑う状況で，IgE抗体検査が陰性になる場合は，皮膚，血液などの複数のIgE検査手法で，また検査に使用する食品の形態や銘柄を変えるなどして，検査を繰り返すことが必要になることもある。果物の場合では，アレルゲン濃度に果物の部位による違いがあること，銘柄や熟度により違いがあることが明らかになっている。
- 実地臨床では，プリックテストの感度を高めるために，検査に用いる食品に対する工夫や，濃縮したエキスなどを作製しなければならない場面が実際にある。感度を上げるためにアレルゲンに関する各論的な知識も必要である。
- 運動，アルコール，過労などの誘因がなければ，症状が起こらない即時型食物アレルギー患者も存在する（Q7，Q64参照）。このような患者の中には，IgE感作が軽度であるために経口摂取のみで誘因なしでは発症しないが，誘因があるときのみ発症するケースが存在する。このようなケースでは，どのような検査手法で検査を繰り返しても食物に対してIgE抗体が証明できず，経口負荷試験でのみ典型的な即時型アレルギー症状をきたすことがある（しかし，負荷試験の再現性も低い）。このような場合は，IgE機序が証明できなくても，IgE機序による食物アレルギーとして長期管理を行うほうが無難であろう。

Clinical Pearl

- **IgE抗体の証明方法として，血液検査よりも皮膚テストのほうが感度が高いことはよく知られているが，皮膚テスト（プリックテスト）の感度も100％ではない。**
- **使用する食品の銘柄，形態などを変えてプリックテストを繰り返す必要がある場合がある。**

Q19 いろいろな食物で症状が起こりますが，IgE抗体はすべて陰性です。どのように考えればよいでしょうか？

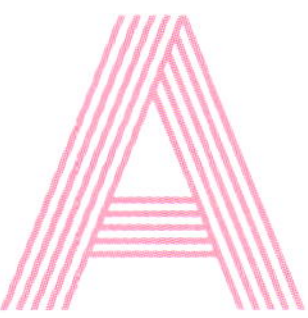

非IgE機序の食物過敏症状が多種の食物により誘発されている状態と考えるべきです。IgE抗体による食物アレルギーではありません。

解説

- 前項（Q18）で症状が起こる食べ物の血液IgE検査が陰性のときは，IgE検査を繰り返す必要があることを解説した。しかし，生物学上の近縁種ではなく既知のパンアレルゲンの交差反応での説明もできない多種（たとえば4種以上）の食物に過敏症状を有しており，血液検査でも皮膚テストでもそれらのほとんどすべてに対してIgE抗体が証明できない場合は，患者の主病態は非IgE依存性の多種食物過敏反応であると診断するべきである（図1）。
- このような症状をきたす患者は実地臨床では頻度が高い。ヤマイモ，タケノコなどの一般的に偽性アレルゲンが多いと考えられている食物に非IgE依存性の反応をきたすことが多いが，それ以外でも果物・野菜や小麦を中心に多種過敏症状をきたすこともあり，このような症状の原因食物は患者によっても様々である。

図1　多種の食物で症状が出るがIgE抗体がすべて陰性

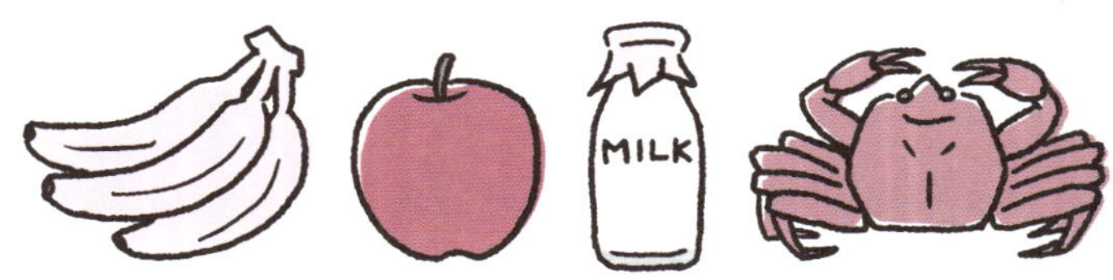

パンアレルゲンによる交差反応でも説明のできない多種の食物で過敏症状

↓ 血液検査·皮膚テストでもIgE抗体を証明できない･･･

患者の主病態は多種の食物による非IgE機序の食物過敏症状と考えるべき

非IgE機序の多種食物過敏症状を示す患者へのIgE検査の意義

- このようなケースに対して，症状を訴えるすべての食物に関して，プリックテストを繰り返し行ってもあまり有益な臨床情報は得られない。また，行った皮膚テストが偽陰性であった可能性を考慮して，同じ皮膚テストを繰り返す必要もない。多種の食物に対して偶然IgE抗体検査がすべて偽陰性となる可能性は低いと考えるべきである。
- 多種の食物でIgE検査を行えば陽性項目も時には観察できるが，その陽性項目を認識することで患者管理方法に大きな差異は生じない。そのほか，食物IgG抗体などの検査も不要である。
- 患者の「主病態」がIgE依存性のアレルギーか否かを明らかにすることが重要である。非IgE依存性多種食物過敏症を有する患者は，化学物質過敏症や線維筋痛症，慢性疲労症候群を合併しているケースが多いので，それぞれの疾患特異的な問診が重要である。このようなケースに対する対処方法はQ60で解説する。
- 概して生物学上の近縁種ではなく既知のパンアレルゲンの交差反応での説明もできない多種（たとえば4種以上）の食物に対してIgE感作されることはきわめて稀であると認識すべきである（例外：好酸球性胃腸炎など）。

Clinical Pearl

- **非IgE依存性の多種食物過敏症状を有する成人は，実地臨床では頻度が高い。**
- **このようなケースの食物過敏反応は食物アレルギーではなく，多種の食物に対する特異的IgE検査を繰り返しても臨床上のメリットは限定的。**
- **このようなケースでは，食物アレルギーと異なった生活指導が必要である。**

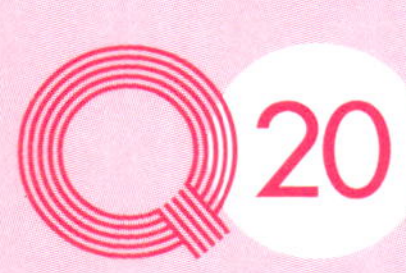

Q20 原因不明の食後のアレルギー症状を訴える患者さんに対して問診でどのようなことを聞けばよいですか？

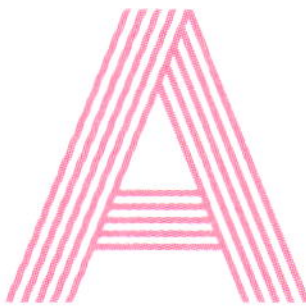

頻度の高い病態や食物を想起し，それぞれの食物が原因であった可能性がないかを確認するための病歴聴取を行うと効率的に原因を特定できることが多いです。

解説

- 食後の即時型アレルギー症状があったが，原因の食物が不明で，それを明らかにしたいという主訴で食物アレルギー外来を受診する患者は多い。
- **このような場合は，症状を起こした直前に摂取したものを問診で聴取し，IgE検査を行う対象の食物をある程度限定し，それらの食物に対してIgE感作されているかどうかを評価して，原因を明らかにしていく**のが基本的な診療の流れである。
- しかし，きわめて多種多様な食物を摂取している場合や，患者自身が摂取したものを明瞭に記憶していない場合，問診で候補の食物を絞り込む作業は時に難しい。また，患者によっては原因食物が複数あったり，異なった病態・病因の臨床亜型を合併していたりすることがあるため，そのような場合はさらに原因食物の同定が困難となる。

頻度の高い原因食物を想起しながら病歴聴取する

- 筆者は通常の病歴聴取を行っても，原因食物の候補を絞り込めない場合は，**成人食物アレルギーで頻度の高い病態や食物を想起し，それぞれの食物が原因であった可能性の有無を確認する**ための病歴聴取を行うようにしている。そうすれば効率的に診療が進められる。
- そのためには成人食物アレルギーで頻度の高い原因食物，見落とされやすい原因食物が何なのかを知識として持っておき，外来で想起できる必要があるが，それは非専門の医師には必ずしも容易なことではない。そこで筆者は，頻度の高い原因食物を想起するための語呂合わせとして表1を作成した。このリストに挙がっている食物を想起しながら病歴聴取を行うと，原因同定が行いやすいし，複数の異なった臨床亜型の合併に関しても見逃しにくい。このリストで全外来患者の80％程度の原因食物がカバーできる。

病歴聴取時のポイント

■以下に，成人食物アレルギー病歴聴取時の7つのポイントを列挙した。

①可能であれば，これまであったすべてのエピソードに関して，何時に何を食べて，何時頃に症状が出はじめたかを聞く。特に表1に挙げたような食物を摂取していなかったかclosed questionで聞く。

表1 成人食物アレルギーで頻度の高い原因食物──小麦とASPIRIN（語呂合わせ）

小麦
A⇒Anisakis（アニサキス）
S⇒Shrimp（エビなどの甲殻類，軟体類），Spice（スパイス），Soy（豆乳）
P⇒Pollen-food allergy syndrome（PFAS）＝果物・野菜
I⇒Ingredients（添加物）＝加水分解小麦，エリスリトール
R⇒Rubber（ゴム），ラテックス－フルーツ症候群
I⇒Insects（虫）＝コチニール，ダニ汚染食品（虫ではないが），マダニ関連
N⇒Nuts（ナッツ），Natto（納豆）

PFAS：花粉-食物アレルギー症候群

②誘発エピソードがきわめて多い患者に関しては，最近の3回程度のエピソードに関しては細かく聞いて，同時にこれまで最も症状が重篤であったエピソードに関しても聞く（記憶があいまいなずいぶん前のすべてのエピソードを詳細に聞くことを試みるよりも効率的）。

③どんな症状から始まり，どのような時間経過でどのように進展していったか，その後いつ改善したかを細かく聞く（IgE機序の症状として矛盾ない症状かどうか）。

④特定の食物摂取と症状の出現の間に再現性があるか，また，誘発される症状の内容にも再現性があるかを聞く。

⑤皮膚症状が誘発されたというエピソードに関しては，その皮膚症状が膨疹（通常半日後には完全に消退）であったか，その他の湿疹などであったのかに関しては必ず聞く（IgE機序の症状か，非IgE機序の症状かの鑑別に重要）。

⑥誘発症状は，四大症状のそれぞれの有無を問診して聞き出す。すなわち，❶皮膚症状の有無とその性状（膨疹か？発赤か？その部位は？），❷呼吸器症状の有無（呼吸困難，咳，喉頭狭窄感），❸消化器症状の有無（腹痛，下痢，吐き気），❹血圧低下とその関連症状の有無（ふらつき，眼前暗黒感，意識消失，客観的に示された血圧低下）をそれぞれ聴取する。こちらから聞かなければ，患者は起こっていた症状のすべてを申告しない場合が多い。

⑦症状誘発の誘因があったかどうか，特に，食後の運動・入浴，NSAIDsの内服，その他薬剤の内服，アルコールの摂取，過度な疲労の有無（Q64参照）についてclosed questionで聞く。

表2　成人食物アレルギーの誘発症状からみた想起すべき原因食物や病態

- 口腔，咽頭，口唇粘膜の刺激感，かゆみ･腫れ±耳のかゆみ
  ⇒花粉－食物アレルギー症候群(pollen-food allergy syndrome；PFAS)

- 眼瞼腫脹
  ⇒"(旧)茶のしずく"石鹸による小麦アレルギー，Gly m 4による大豆アレルギー，HMWグルテニン感作型小麦アレルギー，果物アレルギー〔特にgibberellin-regulated protein(GRP)感作型〕

- 全身性膨疹
  ⇒ω-5グリアジン感作型小麦アレルギー

- 消化器症状の強い全身性アナフィラキシー
  ⇒アニサキスアレルギー

- 鼻閉＋喘息発作
  ⇒ダニ汚染食品(パンケーキアナフィラキシー)

■食物アレルギーで誘発された症状の詳細な聴取から，原因食物が想起できることがある。症状と想起すべき病態との組み合わせに関して，表2にまとめた。

Clinical Pearl

- **同一の原因食物で誘発される症状は，重症度の違いはあってもよいが，毎回同一臓器の同一の時間経過・進展形式をとるアレルギー症状となるのが原則である。**
- **エピソード間で誘発された症状がまったく違う場合は，複数の原因食物や病態が合併している可能性を考慮する。**

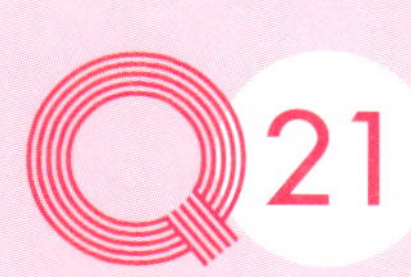

Q21 原因不明の食後のアレルギー症状を訴える患者さんに対してどのように検査を進めていけばよいですか？

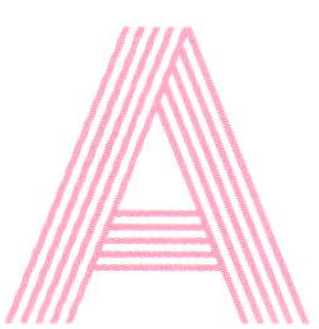

IgE検査では頻度の高い食物への感作を網羅的に評価できるようなパネル項目で検査を行うことをお勧めします。

解説

- 原因食物の候補が絞り込めている状況では，その食物に対するIgE抗体価測定を行ったり，その食物でプリックテストを行ったりなどしてIgE感作を評価していくのが通常の診療の流れである。しかし，原因食物が病歴から絞り込めない場合はこのような方法が取れない。このような場合は，頻度の高い原因食物や病態のIgE感作状況の網羅的評価を行うことを勧めている。IgE感作状況から原因食物が絞り込めて，真にその食物が症状の原因であったか確認するような病歴聴取を行うこともできる。
- 1人の患者が2つ以上の原因食物や食物アレルギー病態を合併していることもある。
- したがって，筆者は，基本的にすべての成人食物アレルギー患者に対して，一度は頻度の高い原因食物や病態のIgE感作状況の網羅的評価を行うことを勧めている。そうすれば，重要な合併病態の見落としも少なくなる。

頻度の高い原因食物をスクリーニングできるパネル項目でIgE検査を

- 具体的には，複数のアレルゲン項目からなるパネルに対する血液IgE抗体価検査をスクリーニングとして行うことになる。しかし，たとえば果物などの場合は血液IgE抗体価検査の感度が高くなく，スクリーニングには花粉アレルゲンのほうが優れていることがある（スクリーニング項目の根拠に関してはpart 3を参照）ため，図1に示したパネル項目でのIgE検査を筆者はスクリーニングとして外来で行っている。
- このパネル項目で，食物過敏症の主訴で受診された患者の70％ぐらいの原因食物はスクリーニングできる。ただし，重要なアレルゲン項目には地域差がある可能性もあるので，地域ごとに項目の多少の修正が必要と思われる。
- たとえば，マダニ刺咬症が多い地域は豚肉などの項目をスクリーニングに入れるべきかもしれない。したがって，各々の医師が，各々が診療している地域で最適なスクリーニングパネルを作成することが望ましい。

図1　成人食物アレルギースクリーニングパネル12項目（保険適用は13項目まで）

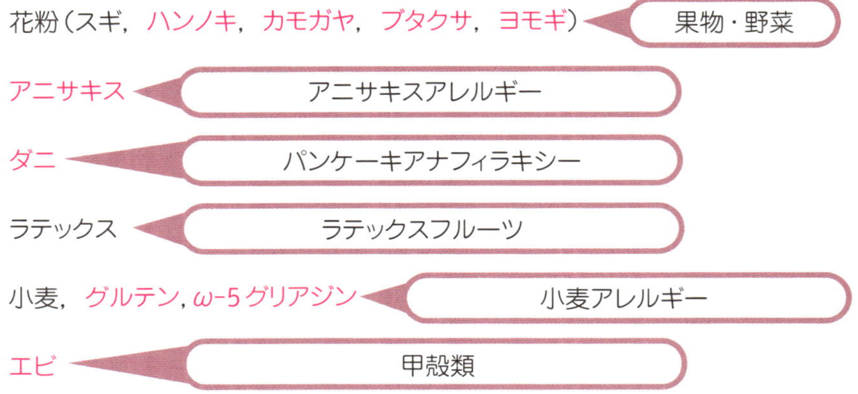

赤字は特に重要な項目

- そして，多忙な外来でこのようなパネル項目で検査をしながら効率良く診療を進めていくためには，このパネル項目を電子カルテでセットとして登録し，外来で簡単にオーダーできるように準備しておく必要がある。そうしなければ必然的に検査漏れが発生し，病態の見逃しのリスクが高まる。
- このスクリーニングパネルで何か陽性項目があれば，疑わしい病態の診断を確定するための病歴聴取，血液IgE検査の追加，プリックテストの追加を行い，診断を確定するという流れである。

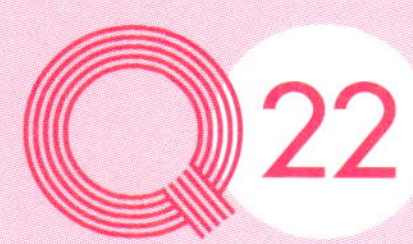

Q22 どのような患者さんに食物日記をつけてもらう必要がありますか？

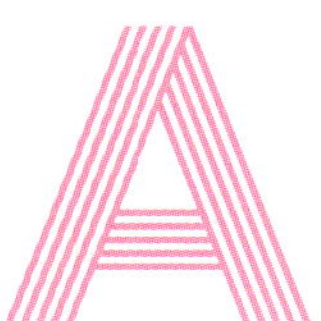

原因不明の食物アレルギーで，一通りの検査や問診を行っても原因食物がわからない場合に必要になります。

解説

- 原因不明の食物アレルギー患者の診療時に，Q20，Q21のような問診や検査を行っても，依然として原因不明である場合には食物日記をつけてもらうことを考慮する。
- 食物日記では，食事内容と症状の関係を検証するために，前向きに患者自身に日々の食事の内容と症状との関係を日記として記録してもらう。

症状があった場合のみ，直前の食事のメモを残すことから始める

- 毎日の食事内容と症状について詳細にメモを取って頂くのが，理想ではある。しかし，多くの患者にとって，数カ月以上の期間にわたって詳細なメモを取り続けるというモチベーションを維持するのは難しい。だんだんメモの内容が大雑把になってしまうことが多い。
- そこで筆者は，アレルギー症状があった場合のみ，その直前の食事の詳細なメモを残すように指導することが多い。症状がなかった食事に関しては日記を残さなくてもさほど問題ない。それよりも，症状があった場合の食事の詳細な情報が重要である。
- 症状があった場合は，すべての食材，調味料まで含めて記録に残してもらい，何時にどこで食べたか，自炊であったか外食であったかなども詳細に記録してもらう。通常食物アレルギー症状をきたすのは，多くても週に1回程度で，通常は月に1回，年に数回という頻度である。メリハリをつけて，症状が起こった食前の食事に関して詳細に記録してもらうように指導したほうが，現実的に意味のある食物日記になっていることが多い。

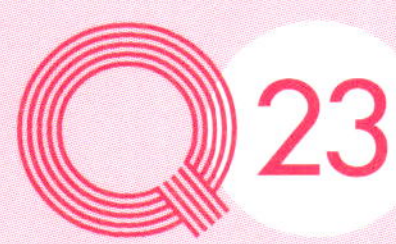

Q23 アレルゲンコンポーネント解析とは何ですか？

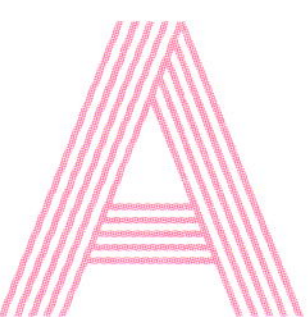

アレルゲンエキスの中のアレルゲン蛋白質（コンポーネント）へのIgE反応を評価してアレルギー診断を行うことです（図1）。アレルゲンエキスで行う診断よりも優れた診断能力が期待できます。

解説

- アレルゲンに対するIgE抗体の証明は，伝統的にはアレルゲンエキス（粗抽出抗原）を利用し，それに対する血液抗原特異的IgE抗体価測定，もしくはそれを用いた皮膚テストにより行われてきた。すなわち，アレルゲン原材料から種々のバッファーを用いて抽出された抽出液を用いて，それを適切な濃度に調整し皮膚テストを行い即時型皮膚反応を*in vivo*で観察するか，そのような抽出成分に対する血液抗原特異的IgE抗体価を*in vitro*で測定することにより，IgE抗体の存在を証明していた。
- しかし，このようなアレルゲン原材料の粗抽出抗原は，量的にも質的にも多様なアレルゲン蛋白質の混合物である。病態によってはこの粗抗原抽出物に対するIgE抗体の証明のみでは，病態把握に不十分なことがある。
- 一方，近年の遺伝子工学技術の応用により，多くの重要なアレルゲン蛋白質が同定され，多くの精製・リコンビナントアレルゲンが利用できるようになり，単一のアレルゲン蛋白質に対するIgE，IgG抗体が測定できるようになってきた。
- 最近では，コマーシャルベース（現状ではそのほとんどが保険収載されていない）で数多くの精製・リコンビナントのアレルゲン蛋白質（アレルゲンコンポーネント）特異的なIgE抗体価が測定できるようになり，これがⅠ型アレルギーのより正確な病態把握に有用であることが示されてきている。このようなアレルゲンコンポーネントへの反応性に基づいたアレルギーの診断は一般的にmolecular-based allergy diagnostics（MA-D）[1]，もしくはcomponent-resolved diagnostics（CRD），molecular allergology[2]などと呼ばれている。

文献
1）Canonica GW, et al:World Allergy Organ J. 2013;6(1):17.
2）Matricardi PM, et al:Pediatr Allergy Immunol. 2016;27(Suppl 23):1-250.

図1 アレルゲンコンポーネントとは？

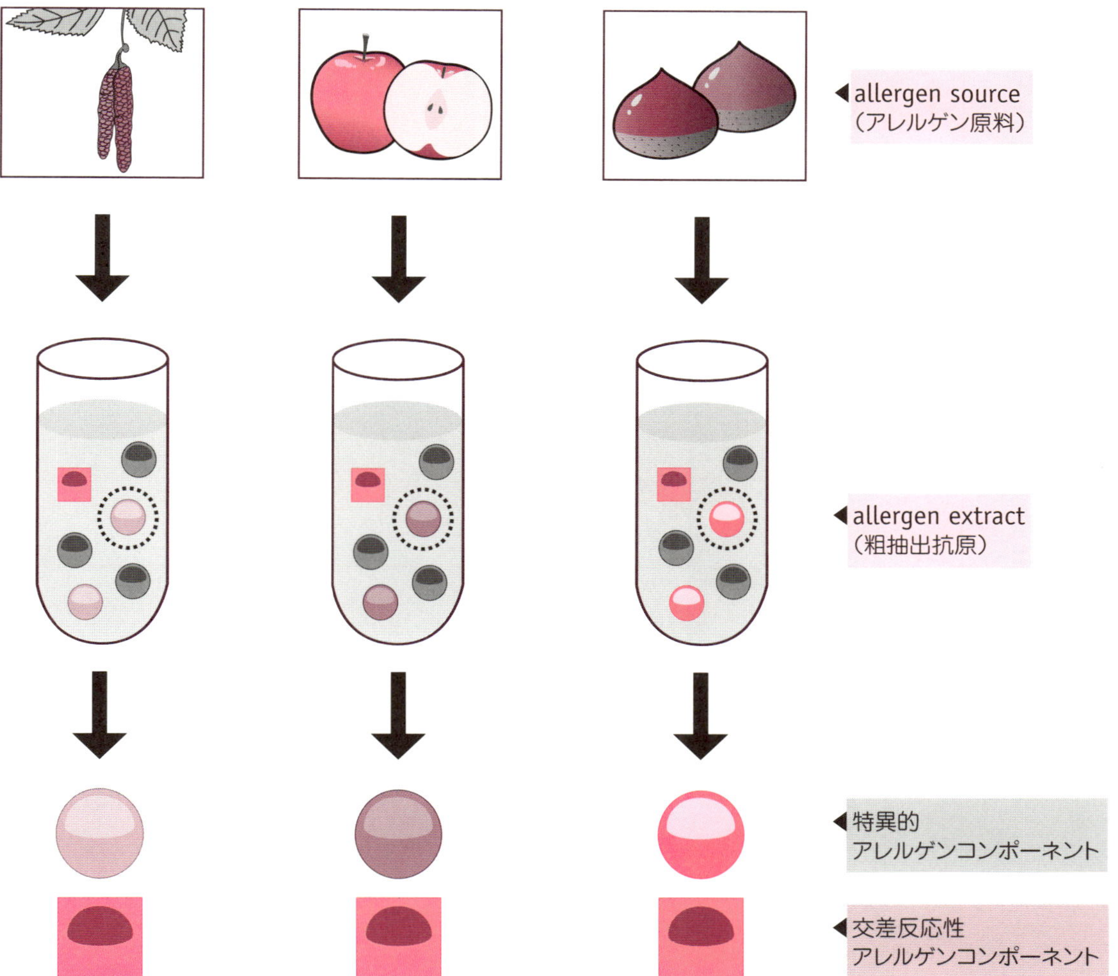

アレルゲンコンポーネント解析では，粗抽出抗原ではなく，構成アレルゲン蛋白質（アレルゲンコンポーネント）への反応性に基づき，より正確なアレルギー診断が可能となる

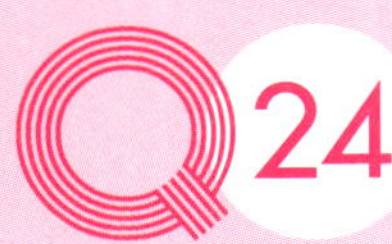

Q24 特異的コンポーネントとは何ですか？

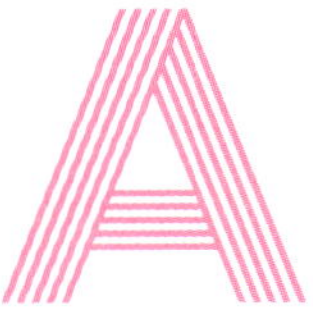

特定の生物種の抗原性に特異性の高いアレルゲン蛋白質を特異的アレルゲンコンポーネントと言います。特異的コンポーネントに対してIgE反応を示していることを確認することにより，真にその患者さんがその生物種に対して感作されていることが保証されます。

解説

■多くのアレルゲン蛋白質の抗原性は，その生物種に特異的である。すなわち，アミノ酸配列と立体構造により規定されるIgEエピトープが，多くの場合生物種に固有であり，**IgE抗体は，そのアレルゲン（もしくは，その生物学的近縁種由来のアレルゲン）に特異的に反応する。** しかし，特異的アレルゲンコンポーネントであっても近縁種間では交差抗原性を示すことが多い。

特異的コンポーネントでも近縁種間に限定された交差抗原性は示す

■たとえば，スギ花粉のメジャーアレルゲンCry j 1，ヒノキ花粉のCha o 1，ブタクサ花粉のAmb a 1はいずれもペクチン酸リアーゼという同じ酵素蛋白質である。スギとヒノキはともにヒノキ科の植物であり分類学上の近縁種であるが，ブタクサはキク科であり分類学上はかけ離れている（図1）。

図1　スギ・ヒノキ・ブタクサの交差抗原性

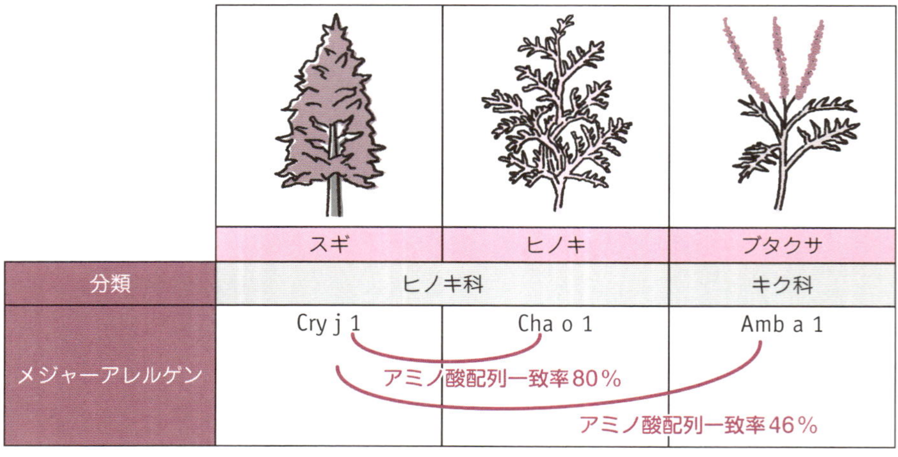

	スギ	ヒノキ	ブタクサ
分類	ヒノキ科		キク科
メジャーアレルゲン	Cry j 1	Cha o 1	Amb a 1

表1　特異的アレルゲンコンポーネント

- 真の感作を示す目印になるアレルゲン。アレルゲンソースのmajor allergenであることも多い
- 交差反応性は近縁種間(おおむねfamily以下)に限られる
  ＝genuine allergen＝specific allergen≒genuine marker≒specific marker
  具体例:Cry j 1, Der p 1, Fel d 1など

■3者のアミノ酸配列を比較すると，近縁のスギのCry j 1とヒノキのCha o 1の間には80%という高い一致率があるのに比べて，Cry j 1とAmb a 1の間のそれは46%にすぎない。概してアレルゲン間の交差抗原性の程度は，アミノ酸配列の一致率，すなわち分類学的な近縁関係の程度と一致しており，近縁な関係にあるものほど強い交差抗原性を示す。したがって，スギ花粉症患者の多くはCry j 1とCha o 1の交差抗原性によりヒノキ花粉の飛散シーズンにも症状が惹起される。

■しかし，スギ花粉症患者がブタクサ花粉の飛散シーズンに症状が誘発されることはない。これは，相同性があるにしても配列の一致率が低い，すなわち構造的な類似性が低い場合には臨床的に問題となるレベルで交差抗原性を示さないことを意味している。臨床的に問題となるレベルでの交差抗原性を有するか否かの境界は，アミノ酸配列の一致率が60%前後のところにあると言われている。

■したがって，血液検査でCry j 1-IgE陽性反応を示すものは，真にスギもしくはヒノキ花粉中のCry j 1かCha o 1へ曝露され，アレルギー病態が成立していることを意味する。他の花粉アレルゲン，たとえばブタクサ花粉中のアレルゲンAmb a 1への曝露ではCry j 1-IgEは陽性にならない。このように，**ある生物種への反応に特異性の高いアレルゲン蛋白質を特異的アレルゲンコンポーネントと言う**(表1)。

■Cry j 1-IgE陽性の花粉症患者は間違いなく，スギ花粉に曝露されその病態が成立していると考えて，真のスギ花粉アレルギー患者であると考える。一般に，多くの特異的コンポーネントの交差抗原性は近縁種間(おおむねfamily以下)に限られる。

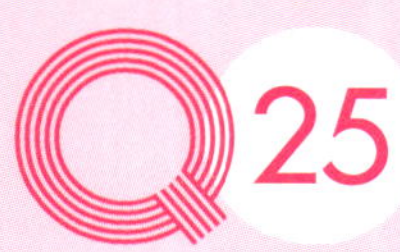

Q25 交差反応性アレルゲンコンポーネントとは何ですか？

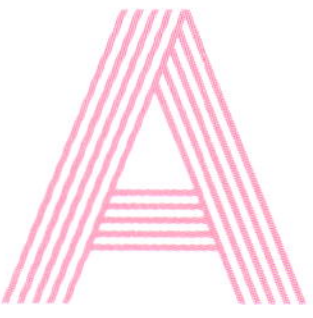

分類学上の近縁度に対応した交差反応ではなく，もっと広範な交差反応性を示す一連のアレルゲンを交差反応性アレルゲンコンポーネントと言います。

解説

■前項（Q24）で説明した分類学上の近縁度に対応した交差反応ではなく，もっと広範な交差反応性を示す一連のアレルゲンが存在する。このようなアレルゲンを交差反応性アレルゲンコンポーネント，もしくはパンアレルゲン（pan-allergen）などと呼ぶ（表1）。

表1　交差反応性アレルゲンコンポーネント

- 交差反応(臨床的意義があるかないかにかかわらず)の原因になるアレルゲン
- 生物分類学的に近縁種でない幅広い種でアミノ酸配列が保存された蛋白質
- 吸入性抗原と食物抗原の交差反応の原因となることも少なくない
- 多くはそのアレルゲンソースのminor allergenである(例外:Bet v 1)

＝cross-reactive allergen ≒ pan-allergen ≒ cross-reactive marker
具体例:トロポミオシン，プロフィリン，ポルカルシン

■たとえば，動物の筋肉を構成する蛋白質であるトロポミオシン（tropomyosin）はパンアレルゲンの代表である。この蛋白質は進化の過程で，種間で高度に保存されており，分類学的な位置関係がかけ離れていても構造的類似性が高く，節足動物・軟体動物のトロポミオシンは互いに強く交差反応する。植物のパンアレルゲンとしては，プロフィリン（profilin），lipid transfer protein，ポルカルシン（polcalcin）が代表である。動物のパンアレルゲンとして血清アルブミンも知られている。

■このような交差反応の影響で，交差反応性アレルゲンコンポーネントに感作されると，幅広い種のアレルゲン粗抽出抗原による検査で陽性の結果を示すようになる。しかし，このような検査上の交差反応は，必ずしも臨床的な交差反応と同一ではない。つまり，検査上の交差反応が認められるアレルゲンであっても，それを経口摂取した際に，症状が誘発される場合と誘発されない場合がある。

Q26 アレルゲンコンポーネント解析はアレルギー検査の性能にどのような影響を与えますか？

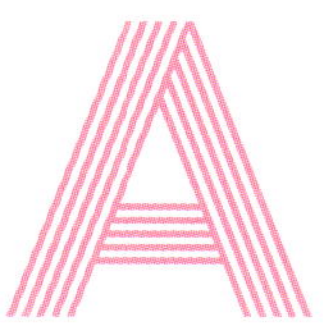

A 検査の感度や特異度の向上に寄与します。さらに，病態診断にも役立ちます。

解説

■アレルゲンコンポーネント解析は検査の感度や特異度の向上に寄与する食物アレルギーの血清診断の有用なツールである。

Ara h 2-IgEは検査の特異度の向上に貢献

■たとえば，現在わが国で保険収載されているピーナッツ由来アレルゲン，Ara h 2特異的IgE抗体価検査の場合は，ピーナッツ粗抽出抗原IgEを用いる場合に比べて真のピーナッツアレルギーを診断する上で特異度が向上する（図1）。

■Ara h 2は経口摂取によるピーナッツアレルギー症状誘発と関連の深い特異的アレルゲンコンポーネントである。Ara h 2はピーナッツ粗抗原エキス中に比較的含有量の多いアレルゲン蛋白質であるため，真のピーナッツアレルギー患者は通常ピーナッツ粗抽出抗原IgE抗体価検査も陽性になり，粗抽出抗原による検査で感度に問題はない。しかし，ピーナッツ粗抽出抗原はAra h 2以外の多くのアレルゲンコンポーネントを含有しており，真のピーナッツアレルギーではないものも，陽性となりうる。すなわち，ピーナッツ粗抽出抗原IgE検査は，特異度が高くない。

■ピーナッツアレルギーを疑っているピーナッツIgE陽性の患者に遭遇した場合，さらにAra h 2-IgE検査測定を行うと，検査の特異度が向上する。

Gly m 4-IgEは検査の感度の向上に貢献

■これと対照的な事例として，Gly m 4-IgE検査（保険収載あり）がある。Gly m 4は大豆中の交差反応性アレルゲンコンポーネントである，pathogenesis related-10（PR-10）proteinである。カバノキ科花粉によるPFAS（Q32参照）の部分症状として，大豆アレルギーをきたす場合はGly m 4-IgE抗体価が陽性となる。しかし，大豆粗抽出抗原中のGly m 4含有量は低く，Gly m 4-IgE陽性の大豆アレルギー患者の約半数のみでしか大豆粗抽出抗原によるIgE抗体価が陽性とならない。

図1 成人食物アレルギー診療におけるアレルゲンコンポーネント解析活用の事例

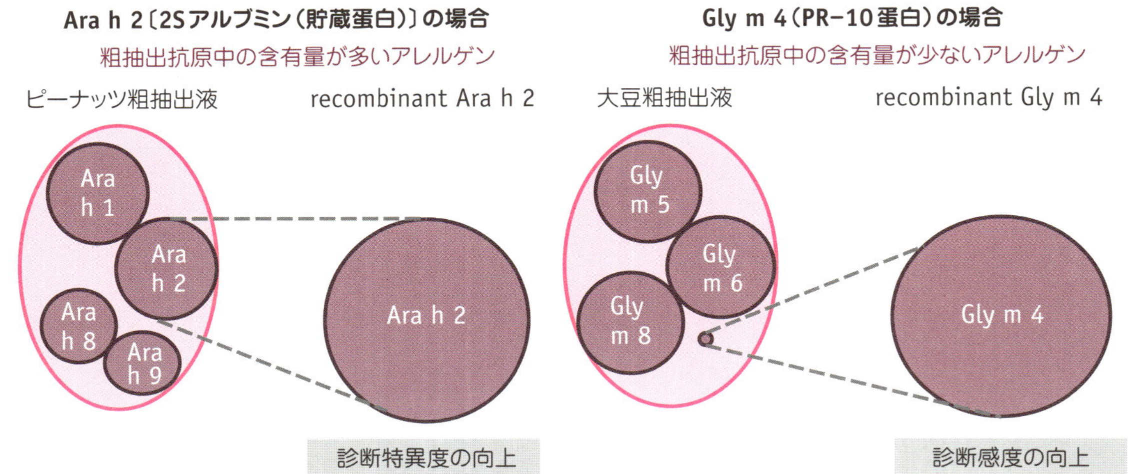

■PFASとしての大豆アレルギーを疑う場面において，大豆IgE検査ではなく，Gly m 4-IgE検査を行うことによって診断感度は大きく向上する[1)]。

コンポーネントIgEは病態診断にも有用

■アレルゲンコンポーネント解析には，感度や特異度の向上のみならず，その結果が病態診断にも有用であるという利点がある。たとえば，大豆アレルギー患者において，Gly m 4－IgEが陽性であることが明らかになると，カバノキ科関連のPFASの部分症状として大豆アレルギーを有していること，経口発症型の大豆アレルギーではないこと，を意味している。同時に，バラ科果物へのアレルギーなどPFASとしてのほかの症状を有しているハイリスク患者であることを意味している（Q35参照）。

文献
1）Fukutomi Y, et al:J Allergy Clin Immunol. 2012;129(3):860-3.e3.

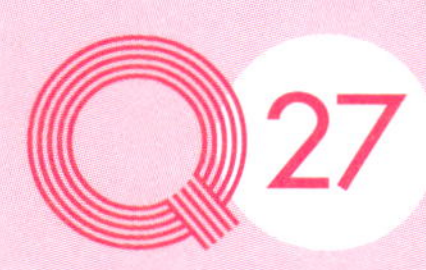

食物に対するIgG抗体検査の結果はどのように解釈すればよいでしょうか？

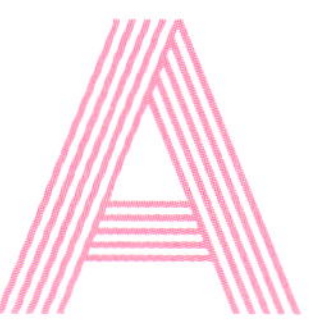

食物に対するIgG抗体検査で，その臨床的意義がはっきりと認められている検査系は存在しません。現状ではその結果を食事指導や診断や管理に用いることは困難です。結果は無視して差し支えありません。

解説

■食物に対する特異的IgG抗体価の臨床的意義に関しては，十分に研究されておらず，その解釈に関して不明な部分も多い。しかし一般的には，食物特異的IgG抗体価は，その食物アレルゲンに曝露されていれば上昇し，曝露されていなければ低下する，という「曝露の指標」として解釈されていることが多い[1)]。

食物に対するIgG抗体検査は保険収載されていない

■臨床検査として保険収載されている，食物に対するIgG抗体検査測定系は，わが国には存在しない。測定を行うとすれば，特定の会社の検査系による測定を委託検査（もしくは試薬を購入して実験室内で測定）で行うしかない。

■IgE抗体測定の場合もある程度同様であるが，特異的IgG抗体の検査結果は検査系同士で異なっている可能性がある。したがって，一般論として，IgG抗体検査が臨床に役に立つかどうかを論じることが，現状では困難である。それは検査系によって異なっている可能性がある。

即時型アレルギー症状の原因食物同定にIgG抗体検査はNG

■まず，即時型食物アレルギー症状を疑っている場面では，原因食物同定のために食物IgG抗体検査を行うことは明らかに的外れである。一般にヒトではIgG抗体が即時型症状に関与しているとは考えられていない。

経口免疫療法と特異的IgG抗体価

■小児の食物アレルギーの経口免疫療法を行う過程で，食物に対する特異的IgG（もしくはIgG4）抗体価（ImmunoCAP法による報告が多い）が上昇するとする報告は多い。この際，食物に対するIgG抗体価の上昇がその後の経口免疫療法の成功の予測に有用とする報告もあるが，そのような関係が示せなかったとする報告もある。現状では，小児の食物アレルギーの経口免疫療法の治療経過を追う際に，食物IgG抗体価を測定することが推奨されている状況ではない。

- 成人の即時型食物アレルギーの経口免疫療法における食物特異的IgGの意義に関しての報告はほとんどない。成人の即時型食物アレルギーの治療で，現状では経口免疫療法を行うことがほとんどないので，上記のような小児の経口免疫療法の議論が，成人食物アレルギー領域においては行われていない。

即時型アレルギー以外の病態におけるIgG抗体の意義は？

- 原因食物を摂取してから数時間後以降に反応が起こるような食物過敏反応のことを「遅延型食物アレルギー」と称して，食物IgG抗体価がその診断に有用であるとして，検査を促す医療機関やメーカーが存在する。特定の食物摂取の数時間後から，非IgE依存性のメカニズムでだるさやかゆみ，消化器症状など種々の体調不良を訴える患者は確かに存在する（Q2参照）。しかし，**現在のアレルギー学では，このような病態に対する呼称として「遅延型食物アレルギー」という用語を一般的に使用していない。**
- そもそも，「遅延型食物アレルギー」という用語は，医学的な定義があいまいな用語であり，その用語がどのような疾患概念を指しているのか不明瞭である。また，IgG抗体により食物アレルギー反応が起こるかどうかも定かではない。前述のように健常者であっても食物蛋白質に曝露されていると食物IgG抗体は検出されてもよい。食物IgG抗体価が病的な意義を持っているのか，単に曝露を反映しているのか，現状で区別する方法はない。
- 一方で，過敏性腸症候群など種々の疾患で，食物IgG抗体価が上昇し，それが病態と関与している可能性を報告する研究も存在する[2)]。好酸球性食道炎と食物特異的IgG4抗体価との関連を示唆する報告もある[3)]。今後，このような消化器疾患で食物特異的IgG抗体価の診断的有用性が広く示されて，実地臨床で用いられるようになっていく可能性はあるかもしれない。

文献

1）Carr S, et al:Allergy Asthma Clin Immunol. 2012;8(1):12.
2）Atkinson W, et al:Gut. 2004;53(10):1459-64.
3）Schuyler AJ, et al:J Allergy Clin Immunol. 2018;142(1):139-48.e12.

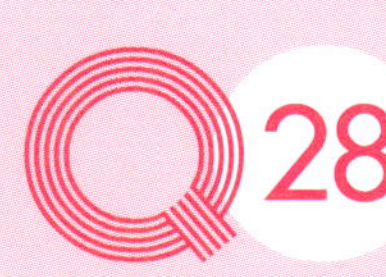

Q28 毎日のように蕁麻疹が出る患者さんがいますが，食物アレルギーの可能性はありますか？

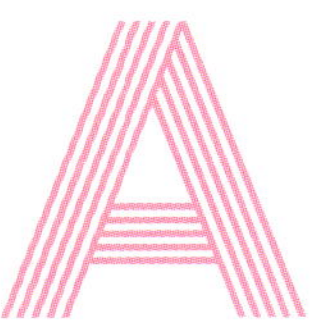

まずは特発性の慢性蕁麻疹を考える病歴です。食物アレルギーの可能性はきわめて低いです。

解説

- 食物アレルギー症状が，連日出現し続けることは稀である。通常，頻度が高くても週に1～2回程度である。さらに毎日症状が誘発されているにもかかわらず，膨疹しか誘発されず，呼吸器症状や消化器症状は一切ないという現象も，食物アレルギーでは稀である。特定の食物摂取との因果関係を病歴上認めず，毎日のように膨疹だけが出現する場合は，まずは，特発性の慢性蕁麻疹であると考えておおむね問題ない。
- 特発性の蕁麻疹では，夕方～夜間にかけて症状が出現，悪化するものが多く，病態の全体像を説明しうる原因は特定不能で，病悩期間は数カ月～数年にわたることも多い。個々の皮疹の持続時間は数十分～数時間以内のことが多いが，2～3日持続する例もある[1)]。

Clinical Pearl

- 食物アレルギー症状で膨疹が出現する場合は，多くても週に1～2回程度である。
- 毎日のように出現する膨疹は，食物アレルギーではなく，第一に特発性の慢性蕁麻疹を想起すべき病歴である。
- 頻回に膨疹のみが出現し，それ以外の臓器症状が誘発されない食物アレルギーは稀。

文献

1）日本皮膚科学会蕁麻疹診療ガイドライン改定委員会：日皮会誌.2018;128(12)：2503-624.

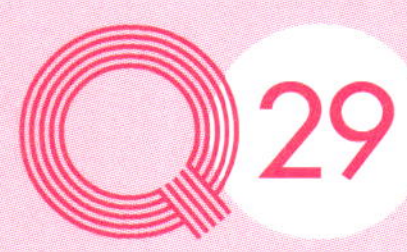

どのような患者さんを専門医へ紹介するべきですか？

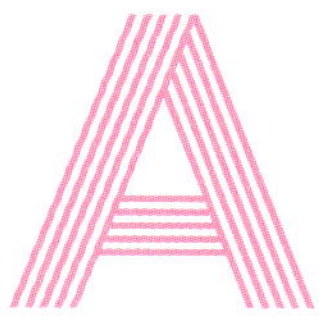

「食後のアナフィラキシーを繰り返しているが，原因が同定できない場合」，また，「除去している食物が多種ある場合や，食物除去をすることにより長期的な栄養状態に心配がある場合」は，専門医への紹介を考慮すべきです。

解説

- 食物アレルギーはQOL疾患であるため，症状がどのようなものであれ，患者が専門医への紹介を「希望」された場合は，そのときが専門医への紹介のタイミングと言える。しかし，現在成人の食物アレルギーを診療している医師は，全国的にも数が非常に限られているので，地域によっては専門医が近隣におらず，それへの紹介は敷居が高いかもしれない。
- 患者の希望以外で病態側からみて専門医への紹介を積極的に考慮する場面としては，食後のアナフィラキシーを繰り返しているが，原因が同定できない場合，また，除去している食物が多種ある場合や食物除去をすることにより長期的な栄養状態に心配がある場合，である。このような状況は患者の生命予後に影響を与える可能性がある。
- 成人の食物アレルギーに関連した栄養の問題に関してはQ61で言及する。

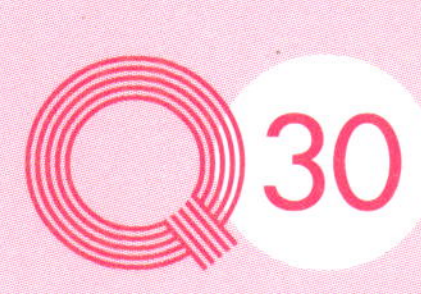

Q30 血液検査で多種多彩な食物抗原に対してIgE抗体が陽性になっている患者さんにはどのように対処すればよいですか？

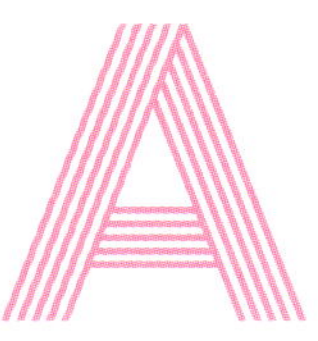

病歴を聴取して，これまで当該食物摂取で症状が誘発されたエピソードがなければ，摂取継続をして通常問題ありません。症状をきたしている食物のみ除去すればよいです。

解説

- 血液IgE抗体価検査を行うと，総IgE値が高く，多種の抗原に幅広くクラス1～2程度の非特異的な陽性反応（偽陽性反応）を示す患者は少なくない。特に基礎疾患としてアトピー性皮膚炎を保有しており，総IgE値が高い場合にこういった現象が起こりやすく，非特異的な陽性反応であることが多い。
- このような患者に対しては，これまでの病歴を聴取して，明らかに一度も症状誘発をきたしていない食物に関しては摂取を継続していて問題ない。このようなケースではこれらの食物に対してプリックテストを行って，陰性反応を確認すると，患者自身も安心して摂取継続できる。

part 3

個別の病態への診断と対応方法

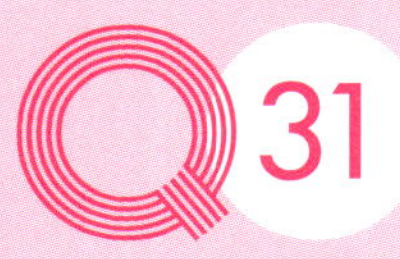

Q31 どうして成人では果物アレルギーが多いのですか？

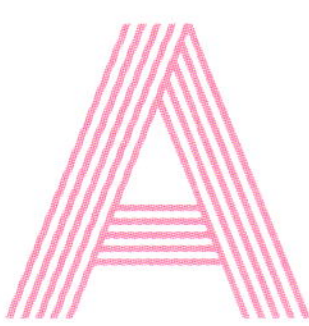

成人果物アレルギーはほとんどの場合，花粉アレルゲンとの交差反応により発症します。成人では花粉アレルギーの患者さんが多いので，果物アレルギーの患者さんも多くなります。

解説

- Q5で示した通り，成人の食物アレルギーの原因食物として，果物は最も頻度が高いもののひとつと言える。
- 成人果物アレルギーのほとんどが，花粉アレルゲンとの交差反応で発症するため，花粉アレルギーの多い成人では，必然的に果物アレルギーの有病率も高くなる。

成人の果物アレルギーの発症機序

- 花粉アレルギーの原因アレルゲンと構造（アミノ酸配列と立体構造）が類似したアレルゲンが果物・野菜の中にも存在するため，花粉のアレルゲンに感作され花粉症を発症した患者の一部が，同時に果物・野菜の中の食物アレルゲンにも交差反応するようになり，食物アレルギーを発症するようになることがある。
- 例を挙げると，シラカンバやハンノキ花粉などのカバノキ科花粉の主要アレルゲンであるPR-10というアレルゲン蛋白質は，リンゴやモモ，サクランボ，セロリの中にも存在し，その構造が類似するために交差反応が生じる。そのため，シラカンバやハンノキの花粉アレルギー患者の一部は，リンゴ，モモ，サクランボ，セロリなどを摂取したときに，口唇腫脹，咽頭のかゆみなど口腔や咽頭の症状を中心とした食物アレルギー症状をきたす（Q9参照）。
- このような病態を，花粉－食物アレルギー症候群（pollen-food allergy syndrome）と呼ぶ。交差反応の原因となるアレルゲン蛋白質の相同性の強さ（アミノ酸配列の一致率の高さ）からその交差反応が説明できる。当然ながら経口摂取した果物により，果物中のアレルゲンに経腸管的に感作され食物アレルギーを発症する事例も存在するが，わが国での頻度は高いわけではない。

表1　主な花粉と交差反応する果物・野菜

花粉	果物・野菜	交差反応に関与するアレルゲン
スギ・ヒノキ	バラ科果物，柑橘系	GRP
カバノキ科（ハンノキ，シラカンバ）	バラ科（リンゴ，サクランボ，モモ，ナシ，イチゴ，プラム） ヘーゼルナッツ マメ科（大豆，ピーナッツ） セリ科（ニンジン，セロリ）	PR-10
イネ科（カモガヤなど）	ウリ科（メロン，スイカ，キュウリ） トマト，オレンジ，バナナ，アボカド	プロフィリン
ブタクサ	ウリ科（メロン，スイカ，キュウリ） トマト，オレンジ，バナナ，アボカド	プロフィリン
ヨモギ	ウリ科（メロン，スイカ，キュウリ） トマト，オレンジ，バナナ，アボカド	プロフィリン
	セリ科，スパイス	

ヒノキ科花粉とGRPアレルギーの関係に関しては，いまだコンセンサスは得られていない

花粉と食物の対応の組み合わせは，交差反応に関与するアレルゲンが決定

- どの花粉でアレルギーになったら，どのような食物が摂取できなくなるかが明らかになっている（表1）。これらの花粉と果物の対応の組み合わせは，交差反応に寄与するアレルゲン蛋白質が何なのかを考えると，理解しやすい。
- わが国においても，また国際的な見地からも，PR-10とプロフィリンの2つのアレルゲン蛋白質が交差反応の2大原因である。
- それぞれのアレルゲンにより起こる症状についてはQ32～Q34で詳述する。

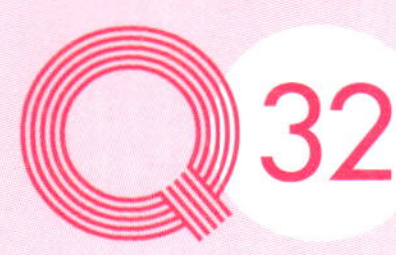

PR-10による果物・野菜アレルギーにはどのような特徴がありますか？

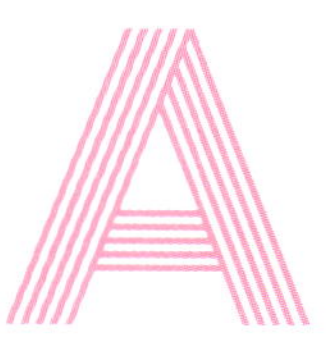

発症の原因はカバノキ科花粉アレルギーです。果物・野菜に対してOASを中心とする食物アレルギー症状をきたします。バラ科，マメ科，ヘーゼルナッツなどで高頻度に食物アレルギー症状をきたしますが，稀にセリ科の野菜にも反応することがあります。PR-10は熱や消化酵素に不安定なので，加熱した食品に対しては反応しないことが多いです。

解説

- 春の花粉症の原因である，カバノキ科花粉（本州ではハンノキ，オオバヤシャブシ，北海道ではシラカンバなど）のメジャーアレルゲンはPR-10という生体防御蛋白である。
- 真のカバノキ科花粉アレルギーの患者は，基本的にほぼ全例がそのメジャーアレルゲンであるPR-10に対してIgE抗体を保有している。バラ科果物やマメ類にもPR-10が含有されており，花粉PR-10と交差抗原性を有しているために，カバノキ科花粉アレルギーの患者がこれらの食物のPR-10に対してアレルギー症状をきたし，食物アレルギーを発症する（図1）。カバノキ科花粉のメジャーアレルゲンが交差反応に関与しているため，カバノキ科花粉アレルギー患者のうち70％と高頻度のものが果物・野菜アレルギー症状を有していると言われている[1)]。

基礎病態はカバノキ科花粉アレルギー

- 基礎病態がカバノキ科花粉アレルギーであるので，花粉症症状，すなわち，花粉吸入による鼻症状，結膜炎症状，気道症状を有していることが多く，その症状も強い傾向にある。
- 特にカバノキ科花粉アレルギーではのどのかゆみ，咳などの症状が花粉症症状として誘発されやすいのが特徴である。
- しかし，カバノキ科花粉感作は認めても，カバノキ科花粉症の症状は有していない症例も存在する。

図1 PR-10 allergy syndromeの臨床像

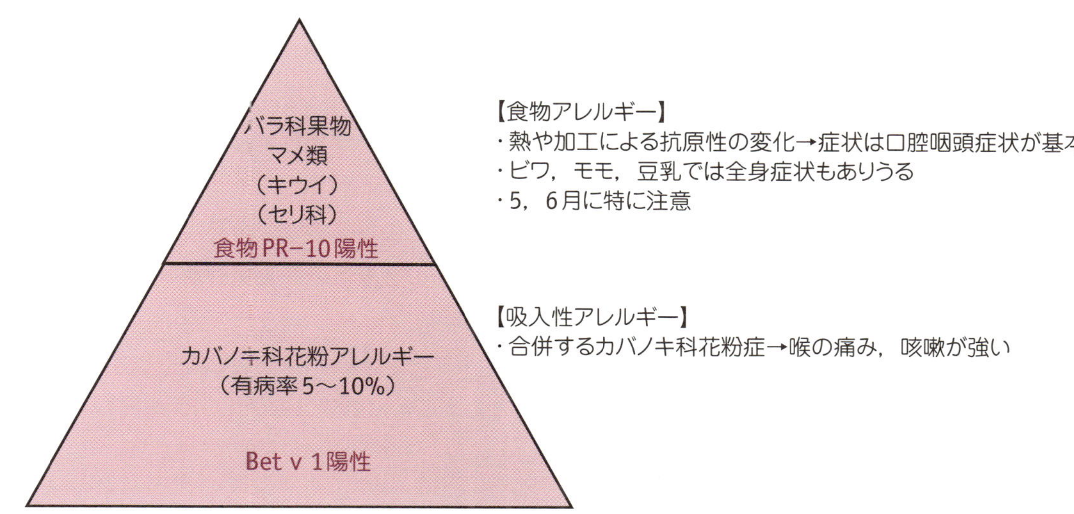

PR-10 allergy syndromeはカバノキ科花粉アレルギーを基礎病態として発症するPFASの一種である

PR-10による交差反応で症状をきたしやすい食物

- PR-10はパンアレルゲンの一種であると言え（Q25参照），生物分類学上の近縁種ではない種の間での交差抗原性に寄与するが，後述（Q33）のプロフィリンなどのような典型的なパンアレルゲンがきたすほどの幅広い交差抗原性は示さず，交差抗原性の範囲は比較的限定される。
- すなわち，カバノキ科PR-10と食物PR-10の交差抗原性は，生物分類学上の比較的近なバラ科果物，ヘーゼルナッツなどとでは比較的強く（アミノ酸配列一致率60～65％程度）高頻度に食物アレルギー症状をきたすが，マメ類（アミノ酸配列一致率50～55％程度）に反応する患者の頻度は少し減る。アミノ酸配列一致率が40～50％程度であるセリ科やキウイなどの食物にまで反応する患者も存在するが頻度は低い。
- このようにPR-10による交差抗原性は幅広いのは間違いないが，比較的限定されている側面もあるのが特徴であり，PR-10で交差反応が起こるバラ科，マメ，セリ科などの食物を「カバノキ科関連食物」と呼ぶ。

PR−10は熱や消化酵素で抗原性を失いやすい

- PR−10の抗原性にはその三次元構造が関与するため，熱や消化酵素でその抗原性を失いやすい。したがって，経口摂取した食物は口腔，咽頭では症状惹起能があるが，その後は消化酵素の影響を受けるために症状を惹起しないと考えられている。
- しかし，実際には，豆乳やモモ，ビワなどの食品摂取により，口腔咽頭症状のみならず呼吸困難，アナフィラキシーなどの全身性アレルギー症状をきたす症例も決して稀ではないので注意が必要である。
- また，加熱した食物は経口摂取できることが多いが，大豆の場合は加工の程度が軽度な加工・加熱食品でも症状をきたすことが稀ではない（Q35参照）。

4〜6月に症状をきたしやすい

- カバノキ科花粉の飛散時期には地域差はあるが，1月頃から飛散開始し，3月中旬〜5月初め頃まで大量飛散を認める。
- 詳しくはQ36で解説するが，カバノキ科関連PFASの食物アレルギー症状は，カバノキ科花粉飛散中から飛散時期直後にかけて増悪することが多い。

文献

1）Eriksson, et al:Allergy. 1982;37(6):437−43.

Q33 プロフィリンによる果物・野菜アレルギーの患者さんはどのような特徴がありますか？

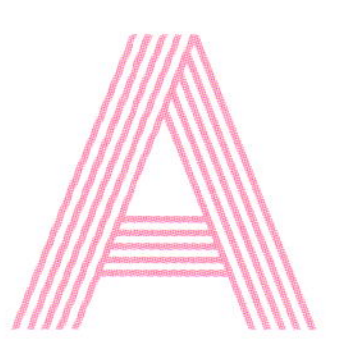

発症の原因はイネ科・ブタクサ・ヨモギ花粉アレルギーです。幅広い種類の新鮮な果物・野菜に対して口腔症状を中心とする食物アレルギー症状をきたします。ウリ科，オレンジ，バナナ，トマトなどで高頻度に食物アレルギー症状をきたしますが，稀にすべての新鮮な果物・野菜に対して反応することがあります。プロフィリンは熱や消化酵素に不安定なので，加熱した食品に対しては反応しないことが多いです。

解説

■花粉症の原因となる，イネ科やブタクサ・ヨモギなどの花粉はマイナーアレルゲンとしてプロフィリン（profilin）という蛋白質を持っている。プロフィリンはすべての真核生物に存在する，進化の過程で高度に保存された蛋白質であり，パンアレルゲンの代表とも言える。プロフィリンにIgE感作された患者は，その感作のソースが何かにかかわらず，幅広い種のプロフィリンに対してIgE反応をきたすようになり，一部の患者は食物アレルギーを発症する（図1）。

図1　プロフィリンアレルギー症候群の臨床像

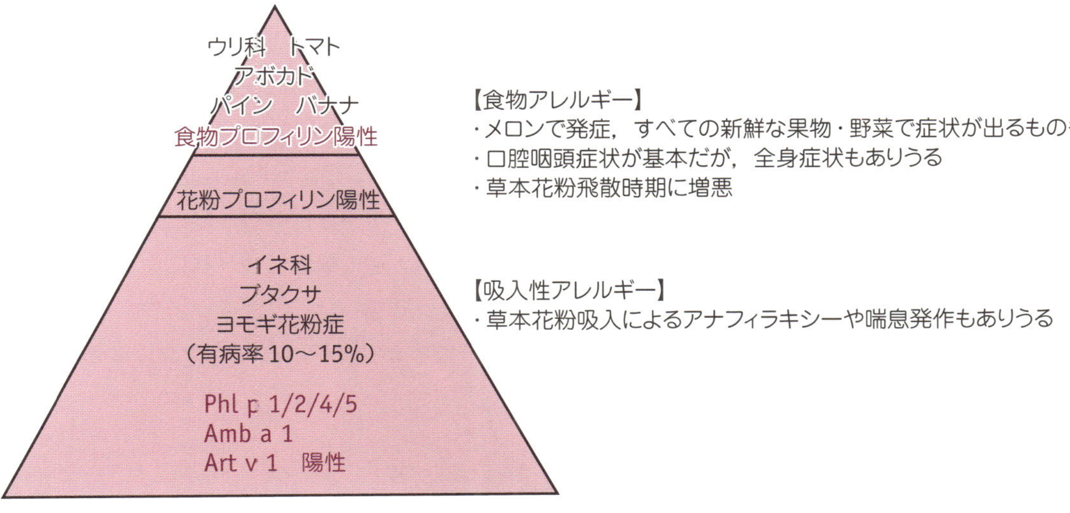

プロフィリンアレルギー症候群はイネ科・ブタクサ・ヨモギ花粉アレルギーを基礎病態として発症するPFASの一種である

- プロフィリンはマイナーアレルゲンであるため，花粉症患者のうちプロフィリンに感作されているものは10～60％程度[1]であり，果物・野菜アレルギーを有しているものはこれらの花粉アレルギー患者の一部にすぎない。
- カバノキ科花粉もプロフィリンを保有しており，カバノキ科花粉曝露でも理論的にはプロフィリン感作をきたしうるが，実際はカバノキ科花粉アレルギー単独ではプロフィリン感作の頻度は高くない。プロフィリンアレルギーの基礎病態は通常イネ科，ブタクサ，ヨモギなどの草の花粉のアレルギーである。この理由としては，木の花粉よりも草の花粉のほうが，プロフィリン含有量が多いためであると考えられている[2]。

基礎病態はイネ科などの花粉アレルギー

- 基礎病態が草の花粉アレルギーであるので，花粉症症状，すなわち，花粉吸入による鼻症状，結膜炎症状，気道症状を有していることが多く，その症状も強い傾向にある。特に草の花粉アレルギーでは咳や全身倦怠感などの症状が花粉症症状として誘発されやすいのが特徴である。時に，土手でランニングをしたときなど雑草の群生地で運動をして，**大量の花粉を吸入した場合に，アナフィラキシーをきたすことがある**[3]。このようなエピソードは，食物依存性アナフィラキシーとの鑑別が難しい。

プロフィリンによる交差反応で症状をきたしやすい食物

- プロフィリンは代表的なパンアレルゲンの一種であり（Q25参照），生物分類学上の近縁種ではない幅広い種の間での交差抗原性（アミノ酸配列一致率80％程度）に寄与し，理論的には，すべての果物・野菜のプロフィリンに交差反応をきたしうる。
- 実際にアレルギー検査を行ってみると，このアレルゲンに感作されると，検査を行ったすべての新鮮な果物・野菜で陽性反応を示すことが多い。しかし，実際にIgE抗体が陽性となるすべての果物・野菜に対してアレルギー症状を自覚しているケースも存在する一方で，一部の食物に症状が限られることもある。
- プロフィリンアレルギーの患者が反応しやすい食物が文献上明らかになっている。ウリ科，オレンジ，トマト，バナナなどである[4]。理由は明確にはなっていないが，プロフィリンアレルギーの患者は最初に，メロンなどのウリ科に反応して，その後徐々に反応する食物が増えることが多い。逆に筆者はウリ科に症状を有していないプロフィリンアレルギー患者をあまり経験したことがない。ウリ科食物への口腔咽頭症状はプロフィリンアレルギーの病歴上のスクリーニングになる（図2）。

図2 プロフィリンアレルギーの患者が反応しやすい食物

ウリ科
オレンジ
トマト
バナナ
プロフィリンアレルギーの患者は最初にメロンなどのウリ科に反応し，徐々に他の食物に反応することが多い

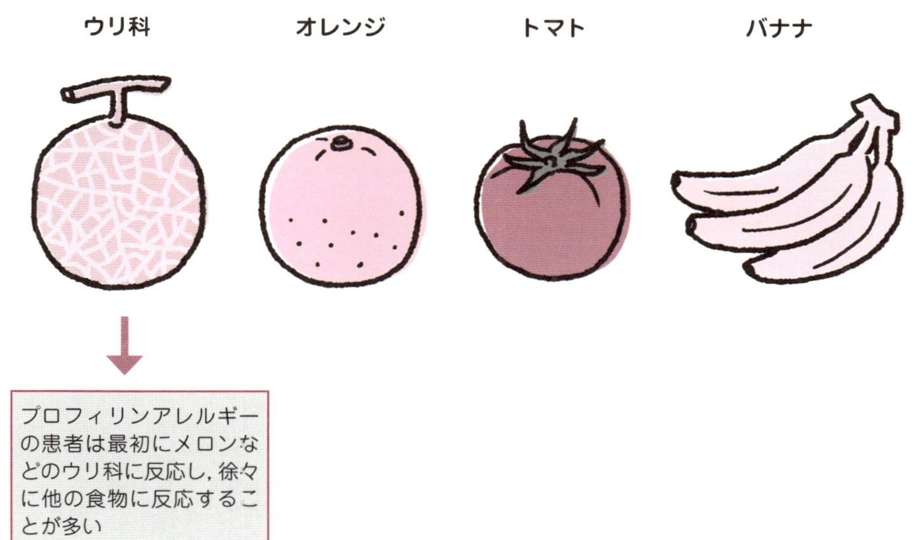

プロフィリンは熱や消化酵素で抗原性を失いやすい

- プロフィリンも，熱や消化酵素でその抗原性を失いやすい。したがって，経口摂取した食物は口腔，咽頭では症状惹起能があるが，その後は消化酵素の影響を受けるために症状を惹起しないと考えられている。
- しかし実際には，詳細な理由は不明であるが，プロフィリンアレルギーでも，口腔咽頭症状のみならず呼吸困難，アナフィラキシーなどの全身性アレルギー症状をきたす症例も決して稀ではないので注意が必要である。特に草の花粉飛散時期に原因食物を摂取すると重篤な症状をきたしやすい[5)]。加熱で抗原性を失いやすいため，加熱した食品は通常は摂取できる。

発症の原因となった花粉の飛散時期に増悪しやすい

- 個々の患者のPFASの発症の原因となっている花粉の飛散時期に増悪し，食物アレルギー症状をきたしやすくなる（Q36参照）。イネ科であれば，5～6月，8月末～9月の増悪に注意を要する。ブタクサ，ヨモギであれば9～10月の増悪に注意を要する。

文献

1）Barber D, et al:Allergy. 2008;63(11)：1550-8.
2）Ruiz-García M, et al:J Allergy Clin Immunol. 2011;128(2):416-8.
3）Tsunoda K, et al:Allergy. 2003;58(9):955-6.
4）Asero R, et al:J Allergy Clin Immunol. 2003;112(2):427-32.
5）Alvarado M, et al:Allergy. 2014;69(12):1610-6.

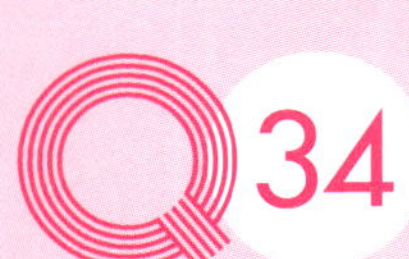

Q34 GRPによる果物・野菜アレルギーの患者さんはどのような特徴がありますか？

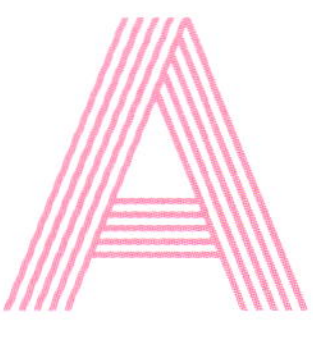

GRPは植物アレルゲンの一種で，熱や消化酵素に対して安定であることから，その抗原に感作されると比較的重篤な果物アレルギー症状をきたしやすくなります。バラ科果物や柑橘系の果物で症状をきたすことが多く，誘発症状も眼瞼腫脹をきたしやすい，食物依存性運動誘発アナフィラキシーになりやすいなどの特徴があります（**表1**）。

解説

- モモのアレルゲンPru p 7は既知のアレルゲンによって説明できないモモアレルギー患者の血清を用いて，2013年に同定された[1]。
- Pru p 7はPru p 3（モモ由来LTP：lipid transfer protein）と分子量，等電点が類似しているが抗原性は独立しているGRPである。これはパンアレルゲンの一種で，理論的には幅広い種の果物アレルギーに関与しうるが，実際のGRP感作症例が症状を有する果物は，バラ科果物，柑橘系果物などに限局されていることが多い。
- わが国の果物アレルギー患者の15～20％程度がこの抗原に感作されており，わが国ではPR-10，プロフィリンにつぐ第三のアレルゲンと言える。

GRP感作は重篤な果物アレルギー症状と関係する

- GRPは高い消化酵素耐性，熱耐性を持つことが知られている[2]。そのため，感作症例はプロフィリンやPR-10のように口腔咽頭に限局した症状ではなく，全身症状をきたしやすいことが知られている[1, 3]。モモの缶詰や梅干しなどの加工品でも症状が誘発される。
- GRPは果肉にも皮にも存在することが知られている。概して，果物摂取と症状誘発の関係に再現性が低い傾向がある。すなわち，同じ果物を摂取しても症状が誘発されたりされなかったりすることが多い。FDEIA型の症状を取ることも多い。
- 誘発症状として，口腔症状をきたすことも決して稀ではないが，プロフィリンやPR-10アレルギーとの違いとしては，眼瞼腫脹をきたしやすいことが知られている。FDEIA型の眼瞼腫脹という意味では，“（旧）茶のしずく”石鹸による小麦アレルギー（Q45参照）と臨床症状が類似している面がある。

表1 GRP allergy syndromeの臨床像

- バラ科果物，梅干し，柑橘系果物で症状をきたしやすい
- 加工された食品でも症状をきたす
- 症状としては，眼瞼腫脹が特徴的。アナフィラキシーをきたしうる
- FDEIAとなることも多い

診断は原因果物によるプリックプリックテスト

■診断には症状を誘発した果物によるプリックプリックテストが有用である，しかし，果物中のGRPの含有量については非常に個体差が大きいようで，適切に皮膚テストを行っても陰性になることがある。感作の程度が軽い症例も少なくなく，適切に皮膚テストを行ってもごく軽微な膨疹しか観察されない症例も存在する。

■筆者は，梅干しによるプリックプリックテストの陽性率が比較的高い印象を持っている。多くの果物は入手可能な季節が定まっているが，梅干しであれば年中入手可能であるというメリットもある。

発症原因としてヒノキ科花粉アレルギーが疑われている

■GRP感作症例は南欧やわが国などヒノキ科花粉（スギ含む）アレルギー患者が多い地域で多く報告されており，GRP感作の原因としてヒノキ科花粉中のGRPへの気道曝露の可能性が疑われている[4)]。

文献

1）Tuppo L, et al:Clin Exp Allergy. 2013;43(1):128-40.
2）Tuppo L, et al:Biopolymers. 2014;102(5):416-25.
3）Inomata N, et al:Ann Allergy Asthma Immunol. 2014;112(2):175-7.e3.
4）Klingebiel C, et al:Clin Exp Allergy. 2019;49(4):526-36.

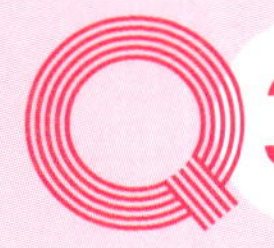

Q35 Gly m 4とは何ですか？

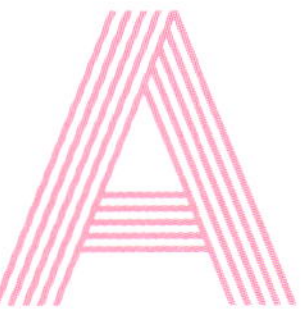

大豆由来のPR-10です。カバノキ科花粉アレルギーの患者さんが，PR-10の交差反応で，大豆製品摂取により食物アレルギーを起こす場合の原因アレルゲンです。Gly m 4特異的IgE抗体価測定（保険収載あり）がカバノキ科花粉症関連の大豆アレルギーの診断に有用です。

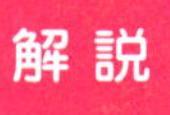

解説

■近年の健康食ブームに伴い，わが国では豆乳を摂取する人が多くなってきており，豆乳を使用した飲料なども多く販売されるようになっている。しかし，豆乳に対してアレルギー症状をきたすものは少なくない。

成人食物アレルギーの原因食品として「豆乳」は頻度が高い

■近年，成人になって新しく大豆によるアレルギーを発症する患者が増えている。そのほとんどが豆乳など加工の程度が低い大豆製品で強いアレルギー症状が出て，納豆，味噌，しょうゆなどの大豆製品では症状が出ることはきわめて稀である。

■豆乳を飲みはじめて，もしくは久しぶりに摂取してアナフィラキシーをきたすという事例が増えてきており，消費者からの問い合わせが多いために2013年12月に国民生活センターは豆乳によるアレルギーに関する注意喚起を行っている（http://www.kokusen.go.jp/news/data/n-20131205_1.html）。

Gly m 4とは大豆由来のPR-10

■なぜ豆乳でアレルギーが多いのか，それは豆乳を飲みすぎているためではなく，花粉アレルギーの患者が多いためである。春の花粉症の原因である，カバノキ科花粉（本州ではハンノキ，オオバヤシャブシ，北海道ではシラカンバなど）に対するアレルギーを有しているものの一部が，豆乳アレルギーを発症する（Q32参照）。

■カバノキ科花粉のメジャーアレルゲンはPR-10であり，カバノキ科花粉アレルギーの患者は花粉のPR-10蛋白に対してIgE抗体を保有している。大豆にもPR-10蛋白が存在し（この大豆のPR-10アレルゲン蛋白質のことを「Gly m 4」と呼ぶ），花粉PR-10と交差抗原性を有しているために，カバノキ科花粉アレルギーの患者が大豆中のPR-10に対してアレルギー症状をきたし，食物アレルギーを発症する。

カバノキ科花粉関連大豆アレルギーの診断

- カバノキ科花粉関連の大豆アレルギーの診断は，豆乳など大豆製品摂取後のアレルギー症状の誘発歴に加えて，大豆に対してのIgE抗体の証明が必要となる。トリイスクラッチエキスのエダマメによるプリックテストは感度が高く，本疾患の診断に有用である。豆乳などの実際に症状が誘発された大豆製品によるプリックプリックテストも有用である。
- 血清診断としては，大豆特異的IgE抗体価は感度が50％程度であり，ほとんど役に立たない。2016年よりGly m 4特異的IgE抗体価測定が保険収載され，この検査はカバノキ科花粉関連大豆アレルギーの血清診断方法として優れている。カバノキ科花粉関連の大豆アレルギー症例は，Gly m 4特異的IgE抗体価測定を施行すればほぼ100％の感度で診断できる[1)]。通常全例がシラカンバやハンノキ花粉特異的IgE抗体価が陽性の結果になるため，これらの花粉に対するIgE抗体価測定もカバノキ科花粉関連大豆アレルギーのスクリーニング検査として大いに参考になる。

豆乳以外に注意すべき大豆食品

- Gly m 4は加熱や発酵など加工処理で活性を失いやすいという性質があり，豆乳で最も症状が起こりやすく，モヤシやエダマメ，豆腐でも症状が出ることもある。一方，味噌，しょうゆ，煮豆や納豆で症状が起こることはまずない（図1）。
- したがって，Gly m 4感作大豆アレルギー患者には，どのような大豆製品で症状が起こりやすく，どのような大豆製品で症状が起こりにくいか具体的に言及して食事指導を行うとよい。緑豆モヤシでも大豆モヤシと同様に症状を認め，同じマメ科であるピーナッツ（ジーマーミ豆腐として摂取した場合など）でもアレルギー症状が出ることもある。

図1　Gly m 4感作大豆アレルギー患者の食事指導

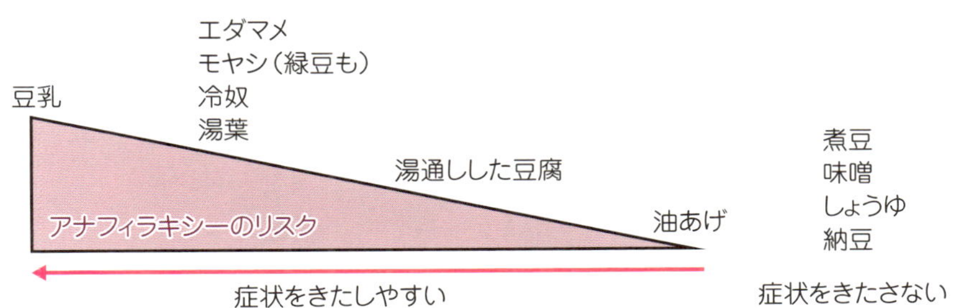

個々の患者の重症度に応じて摂取可能な食品を個別に指導する。Gly m 4は加熱や消化酵素により抗原活性が低下する

大豆以外に注意すべき食物

- PR-10蛋白は大豆以外にもリンゴ，モモ，サクランボ，ナシ，ビワなどのバラ科の果物にも含まれている。そのため，豆乳などによるアレルギーの患者の半数以上で，これらの果物を食べたときにも口腔咽頭症状を有する（図2）。
- 逆に，リンゴやモモなどに口腔症状を持っているものは，豆乳などによるアレルギーを合併していることも多い。また，Q36で詳述するが，大豆アレルギー症状はカバノキ科花粉の飛散時期とその直後に，最も起こりやすいことがわかっており，特に5，6月には普段よりも厳密に食事に注意を促すよう指導する[2]。

図2　Gly m 4による大豆アレルギー患者の半数以上がバラ科果物での口腔症状を有する

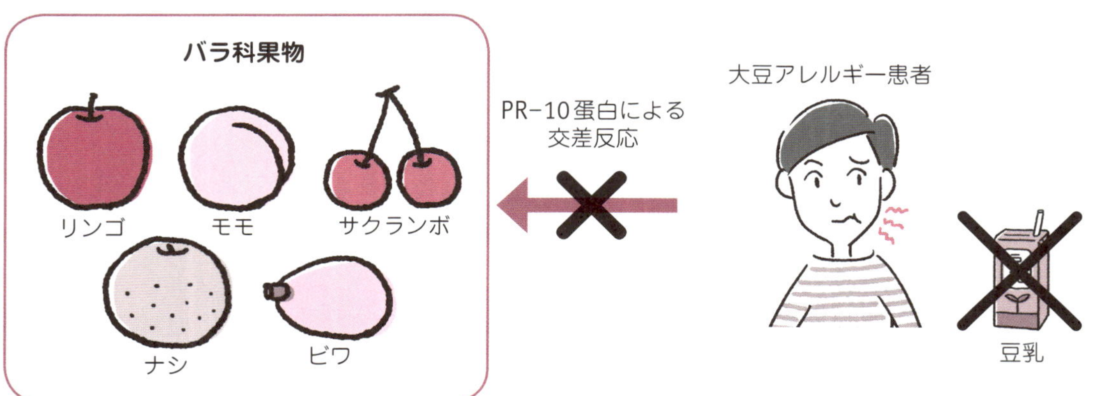

文献
1）Fukutomi Y, et al:J Allergy Clin Immunol. 2012;129(3):860-3.e3.
2）Minami T, et al:J Allergy Clin Immunol Pract. 2015;3(3):441-2.e1.

Q36 同じ果物を摂取しても症状が誘発されたりされなかったりするのはなぜですか？

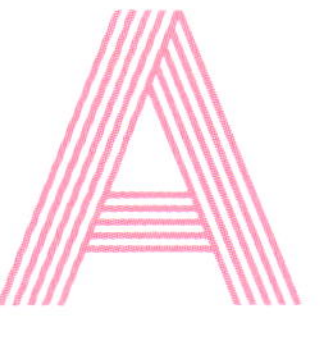

食品側の原因アレルゲンの含有濃度は，果物の銘柄や産地，熟度，部位によって異なることが知られています。花粉－食物アレルギーの患者さんの果物に対する感受性は季節性変動があり，花粉飛散時期には食物アレルギー症状が起こりやすくなります。

解 説

- 果物アレルギー患者の果物摂取時の症状は，必ずしも再現性が高くない。同じ果物を摂取しても症状が誘発されたりされなかったりする患者が存在する。再現性の低さには様々な要因がある。

食品側の要因

- 原因アレルゲンの含有濃度が果物の銘柄や産地[1]，熟度，部位によって異なることが知られている。特にリンゴのMal d 1では，リンゴの上の芯近くのほうが真ん中の部分よりも，アレルゲン量が多い可能性も指摘されている[2]。

季節性

- 果物アレルギーのほとんどが，花粉アレルゲンからの交差反応で発症する花粉食物アレルギー症候群である。花粉IgEは花粉飛散時期に上昇し，花粉飛散が終わると徐々に低下することが知られている。季節性に花粉アレルゲンへの過敏性が亢進すると，それと交差反応する食物アレルゲンへの過敏性も亢進する（反応しやすくなる）と考えられる。
- 実際，PR-10アレルギー症候群として発症する大豆アレルギーは，カバノキ科花粉の飛散時期とその直後に，最も起こりやすいことが明らかになっている（図1）[3]。したがって，「大豆製品が4～6月だけは摂取できないが，その他のシーズンは摂取できる」などの現象が起こりうる。花粉－食物アレルギー症候群の患者に対しては，個々の患者の発症に関与している花粉の飛散時期には，特に食物による症状誘発に注意するように促す必要がある。

図1 カバノキ科花粉飛散時期に増加する大豆アレルギー発症

相模原病院屋上におけるカバノキ科，ブナ科花粉飛散量（2010年）

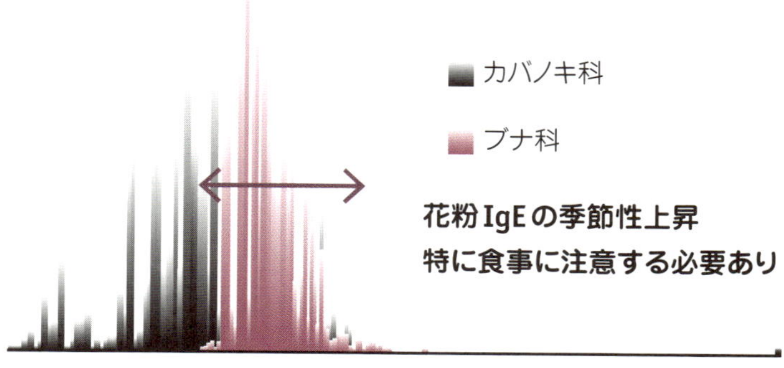

相模原病院外来患者における大豆アレルギー症状誘発時期（2008～2013年，計30件）

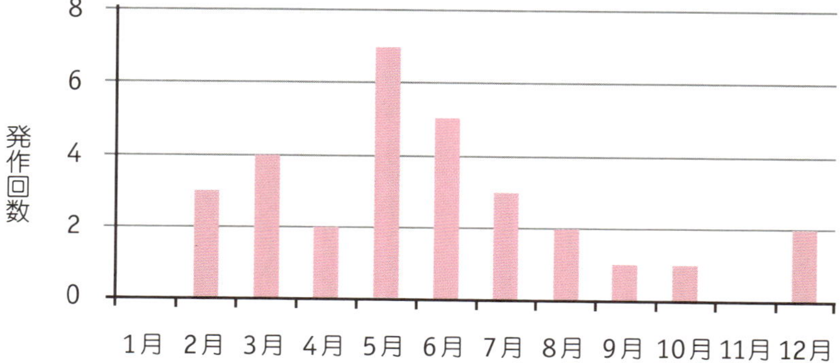

文献3）より引用

患者側の因子

■患者側の様々な要因が食物アレルギーの誘発閾値を下げる。食後の運動，食事前の薬剤使用状況，過労などの因子が該当する。これについてはQ64で詳しく述べる。

文献

1）Matthes A, et al:J Agric Food Chem. 2009;57(22):10548-53.

2）Vlieg-Boerstra B, et al:JAllergy. 2013;68(9):1196-8.

3）Minami T, et al:J Allergy Clin Immunol Pract. 2015;3(3):441-2.e1.

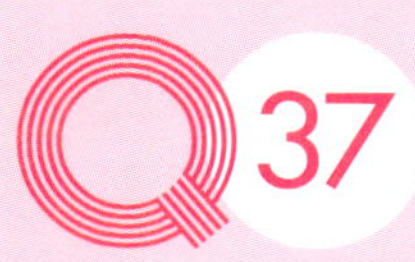

Q37 果物・野菜アレルギーの診断はどのように行えばよいですか？

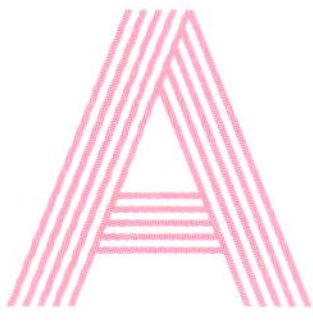

果物に対するIgE抗体の証明には，一般的には血液検査よりもプリックテストのほうが優れていると考えられています。

解説

- 果物・野菜アレルギーは，①当該果物に対する症状を認めたという病歴もしくは負荷試験での陽性所見に加えて，②当該果物に対してIgE抗体を保有していることが確認できれば，診断できる。
- 果物・野菜アレルギーの症状は口腔咽頭症状であることが多いので，通常は食物摂取と症状誘発の関係が病歴上明瞭である。口腔咽頭症状を食物負荷試験で客観的に示すことは必ずしも容易ではなく，また，臨床的にもその必要がないことが多いので，口腔咽頭症状の果物・野菜アレルギーに対して，食物負荷試験は行われない場合が多い。
- 一般的には血液検査よりもプリックテストのほうが検査として優れていると考えられている。果物・野菜アレルギーのIgE診断は新鮮な食物を用いたプリックプリックテスト（図1）で行うというのが基本的な考え方である。

図1　プリックプリックテスト

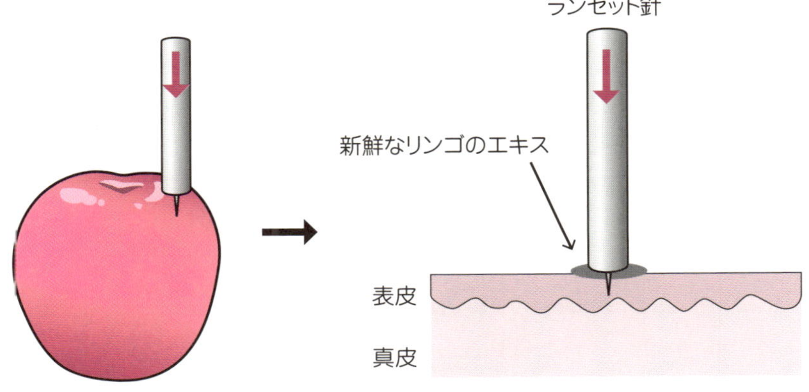

ランセット針で新鮮な果物・野菜をプリックしたあと，患者の皮膚をプリックする

果物･野菜に対するIgE抗体の証明

■果物・野菜アレルギーの多くがPR-10やプロフィリンが原因アレルゲンであり，果物･野菜の粗抽出抗原中の原因アレルゲン含有量は低い。また，PR-10やプロフィリンは種々の要因でその抗原性を失いやすい蛋白質であるため，アレルゲンエキスを作成後にそのアレルゲン性を失いやすい傾向にある。そのため，血液抗原特異的IgE抗体検査では果物・野菜IgEが偽陰性になりやすいことはよく知られている。

■果物・野菜アレルギー患者の約20％が，その食物のアレルゲンエキスを用いた血液IgE検査で結果が陰性になる[1)]。このような偽陰性になるようなケースでも，果物・野菜中のPR-10やプロフィリンなどのアレルゲンコンポーネント特異的IgE抗体価を測定すれば，陽性所見を得ることができる（Q35参照）。しかし，わが国ではGly m 4以外では，果物・野菜のPR-10，プロフィリン，GRPなどのコンポーネント特異的IgE検査は保険収載されておらず，実地臨床では利用できない。

果物･野菜によるプリックプリックテストの感度も100％ではない

■一般的には，プリックプリックテストの感度のほうが血液IgE検査よりも高いと考えられているが，それでも100％ではない。Q36で解説したように，果物・野菜中のアレルゲン含有量が，銘柄，産地，熟度，部位などにより差異を認めるため，結果が偽陰性になることはありうる。一度の検査で陽性になりそうな複数の果物を同時にプリックする，などの工夫をして検査の感度を上げる必要がある。結果が陰性の場合は日を改めて再検査を行うことが必要なこともある。

Clinical Pearl

果物・野菜アレルギーの診断

- **果物・野菜に対するIgE抗体証明は，血液IgE検査よりもプリックプリックテストで行うことを基本とする。**
- **プリックプリックテストの感度は高いが必ずしも100％ではない。**
- **花粉-食物アレルギー症候群として発症した果物・野菜アレルギーのスクリーニングには花粉IgEを使う。血液花粉特異的IgE抗体価測定は100％の感度で陽性になる。**

文献

1）福冨友馬，他：アレルギー．2018;67(6):774-8.

Q38 果物・野菜アレルギーの患者さんに対する食事指導はどのようにするべきですか？

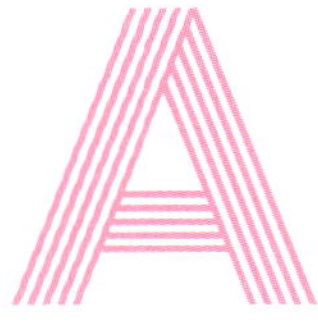

最初に，原因アレルゲンコンポーネントを推定して，交差反応の範囲や今後起こりそうな症状を予測する必要があります。

解説

- 果物・野菜アレルギーと言っても，その誘発症状や原因食物，原因コンポーネントは様々で，患者像には多様性がある。まず，患者ごとに原因アレルゲンコンポーネントを同定する必要があり，その情報が個々の患者の病態理解や食事指導に最も参考になる。
- PFASによる果物・野菜アレルギー患者は，症状をきたす食物が1種類のみということは通常ない。原因アレルゲンコンポーネントの観点から，どこまでの果物・野菜に臨床的な交差反応をきたしているかを想定しながら食事指導を行う必要がある。

表1　成人果物・野菜アレルギーの代表的な原因食物と想起すべき原因アレルゲンコンポーネント

症状の原因となっている果物・野菜	左の果物・野菜に症状がある患者において想起すべき原因アレルゲンコンポーネント
バラ科果物	①PR-10アレルギー症候群を第一に想起（マメ科への反応の評価も必要） ②加工品でも症状あり，全身症状あり，眼瞼腫脹あり，FDEIA型症状のうち，いずれかに当てはまる場合はGRPアレルギー症候群を想起（柑橘系果物への反応も評価必要） ③プロフィリンアレルギー症候群の部分症状である可能性もある
ウリ科果物・野菜	①プロフィリンアレルギー症候群を第一に想起 ②非IgE機序の症状の可能性もあり（ただし，キュウリでは稀）
柑橘系果物	①プロフィリンアレルギー症候群を第一に想起 ②加工品でも症状あり，全身症状あり，眼瞼腫脹あり，FDEIA型症状のうち，いずれかに当てはまる場合はGRPアレルギー症候群を想起（バラ科果物への反応の評価も必要）
トマト	①プロフィリンアレルギー症候群を第一に想起
バナナ	①プロフィリンアレルギー症候群を第一に想起
キウイ	①クラス1アレルギー（経口感作型発症）の可能性もあり ②PR-10アレルギー症候群の可能性もあり ③プロフィリンアレルギー症候群の部分症状である可能性もある
マメ科	①PR-10アレルギー症候群を第一に想起（バラ科への反応の評価も必要） ②プロフィリンアレルギー症候群の部分症状である可能性もある

おおむね，①②③の順に頻度が高い

患者ごとの感作アレルゲンコンポーネントを推定する必要性

- わが国では，PR-10，プロフィリン，GRPがPFASの三大アレルゲンである。患者ごとにこれらのうち，どのアレルゲンコンポーネントに感作されているかを同定する必要がある。これらのコンポーネントへの感作は重複している場合も多い。しかし，現在わが国では，Gly m 4を除いて，PR-10，プロフィリン，GRPへのIgE感作を直接的に評価する検査が保険診療範囲内では行えない。Gly m 4-IgE抗体価陽性の場合はPR-10への感作があると判断されるが，それが陰性であってもPR-10の感作がないとは言い切れない（Bet v 1-IgEは陽性のことがある）。
- したがって，Q32～Q34で解説したような情報に基づいて，原因アレルゲンコンポーネントを「推定」する。その際に最も参考になるのは，各種花粉へのIgE抗体価測定である。感作花粉の立場から，引き続き生じるPFASの原因コンポーネントが推定できる（Q31の表1参照）。
- 原因食物の立場からも想起すべきコンポーネントがある。原因食物と関係するコンポーネントとの関係を表1にまとめた。

PR-10アレルギー症候群の場合

- 一般的に，軽い口腔・咽頭に限局する症状のみの患者に関しては，厳格な除去は必要ない。患者の希望があれば，症状を引き起こす果物であっても少量の摂取継続をしていてもさほど問題ない。しかし，経験的にビワ，モモ，豆乳に関しては，強い症状が誘発されやすいので，プリックテストなどを行って反応がないことが明らかでない場合は，筆者は摂取しないように指導している。
- 一方，一部の感受性の高い患者（口腔症状以外の症状が誘発される）に関してはPR-10アレルギー症候群であっても，新鮮なバラ科果物，マメ科の新鮮な食品，ヘーゼルナッツを完全除去する必要がある。逆に言えば，それ以外の食物の除去が必要なケースは比較的稀である。セリ科の食物はカバノキ科関連食物のひとつであるが，セリ科まで反応し除去が必要な患者は多くはない。原則，加熱・加工したバラ科果物は摂取可能であるが，やはり感受性の高い患者に関しては，加熱・加工果物であっても症状が誘発されることがある。

プロフィリンアレルギー症候群の場合

- 一般的に，軽い口腔・咽頭に限局する症状のみの患者に関しては，厳格な除去は必要ない。患者の希望があれば，症状を引き起こす果物であっても少量の摂取継続をしていてもさほど問題ない。
- Q33で記した通り，ウリ科，オレンジ，トマト，バナナで症状をきたしやすいとされているが，感受性の高い患者は，すべての新鮮な果物・野菜が摂取できなくなる。症状が強い場合は，すべての新鮮な果物・野菜の摂取を制限せざるをえない。長期的にこのような除去が必要な場合は，欠乏症状を予防するためビタミンCの処方が必要である。このような患者では野菜ジュースなども併せて制限する。
- 時に，口腔症状はないが，生野菜などの摂取で下痢をする患者が存在する。患者自身が，消化器症状の原因が生野菜の摂取であることに気づいていないことも少なくない。プロフィリンアレルギー症候群の患者が，「誘因なくおなかを壊しやすい」と訴える場合は，試しに1～2週間，生の果物・野菜の摂取禁止を試みてみるとよい。それにより高頻度の下痢が消失した場合は，日常的に摂取する生の果物・野菜が消化器症状の原因になっていた可能性を示唆する。
- 原則，加熱・加工した果物・野菜は摂取可能であるが，やはり感受性の高い患者に関しては，加熱・加工食品であっても症状が誘発されることがある。

GRPアレルギー症候群の場合

- パンアレルゲンであるGRPの交差反応の範囲は，いまだに明確になっていないが，筆者の臨床経験では，バラ科果物（梅干し含む），柑橘系果物，（イチジクも？）以外の食物で症状が誘発されたケースをほとんど経験していない。Q34で解説した通り，原因果物摂取と症状誘発の関係に関して，再現性が乏しいのがこの患者群の特徴である。
- 当該症候群の患者に関しては，各種バラ科果物，柑橘系果物数種でプリックプリックテストを行い，バラ科の果物で何かに陽性反応をきたしていれば，すべてのバラ科果物を，柑橘系の果物で何かに陽性反応を示していればすべての柑橘系果物を加工品も含めて除去したほうが無難ではないかと筆者は考え，そのように指導している。

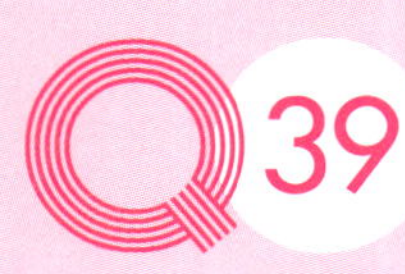

Q39 スパイスのアレルギーが疑われる患者さんには，どのように検査を進めていけばよいですか？

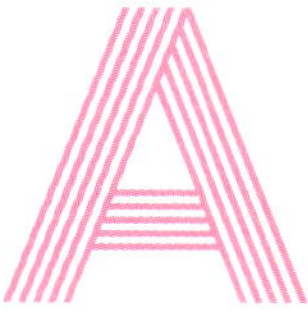

多種のスパイスを持参して頂き，プリックプリックテストを行い陽性の所見を確認することによりIgE抗体を証明する必要があります。

解説

■成人では各種スパイスに対する食物アレルギー（表1）は少なくないが，その実態はあまりよくわかっていないのが現状である。

■原因となるスパイスはセリ科（表1）が多いが，実際に症状を惹起する食品は様々である。カレーは症状を起こしやすい食品の代表であるが，イタリア料理，フランス料理などで用いられるスパイスなどでも症状をきたす。

発症の原因

■カバノキ科花粉症やヨモギ花粉症患者にスパイスアレルギーの合併が多いという報告もあるが，経口感作症例も多いと推察される。

■エステティシャンなどでハーブ類の入ったクリームなどを使用することにより職業性に経皮感作される症例も存在する。

スパイスに対するIgE抗体の証明

■概してスパイスへのIgE抗体の証明は難しい。血液IgE検査で抗体価を測定できるスパイス種はきわめて限られているため，診断はほぼプリックプリックテストに頼らざるをえない。病歴上，特定のスパイスに対しての症状を疑って患者が受診することは稀で，多くの場合，「スパイスのきいた食べ物で食物アレルギー症状を起こしやすい」など，あいまいな病歴とともに受診する。したがって，患者がこれまでに症状をきたしたと思われる食事内容を問診して，入っていたと思われたスパイスを調べたり，推定したりする必要がある。

■病歴上疑わしいスパイスに加えて，日常生活で摂取頻度の高いスパイスで同時にプリックプリックテストを行うのが理想である。セリ科スパイスは原因となることが多いため，セリ科のコリアンダー，クミン，フェンネルなどは検査項目に含めるべきである。

表1 スパイス，ハーブ類の生物学的分類

科	スパイスおよびハーブ名
シソ科	ミント，バジル，マジョラム，オレガノ，セージ，タイム，ローズマリー，シソ，サボリー，レモンバーム，ラベンダーなど
ナス科	トウガラシ，パプリカなど
ゴマ科	ゴマ
キク科	カモミール，タラゴン，ヨモギなど
コショウ科	コショウ，ヒハツ(ロングペッパー)
ニクズク科	ナツメッグ，メース
クスノキ科	ローレル，シナモン
マツブサ科	スターアニス
アブラナ科	マスタード，ワサビ，ホースラディッシュ，ルッコラ(ロケットサラダ)など
マメ科	フェネグリーク，カンゾウ(リカリス)
ミカン科	山椒，花椒，陳皮，ユズ，カフェライム，カレーリーフなど
フトモモ科	クローブ，オールスパイス
セリ科	ディル，セロリー，キャラウェイ，コリアンダー(パクチー)，クミン，フェンネル，パセリ，アニス，アジョワン，ミツバなど
ユリ科	ガーリック，オニオン，エシャロット，ネギ，ニラ，チャイブ(シブレット)など
アヤメ科	サフラン
ショウガ科	ジンジャー(ショウガ)，ターメリック，カルダモン，ミョウガなど
ラン科	バニラ
イネ科	レモングラス

エスビー食品株式会社ホームページより許可を得て引用
［https://www.sbfoods.co.jp/sbsoken/jiten/bunrui/03.html］

- プリックプリックテストを行う際は，原材料（可能ならすり潰したあと）を少量の生食と混和し，患者皮膚に滴下してプリックする。多種類のスパイスでこの作業を行う必要があるため，かなりの労力を必要とする。これが，スパイスアレルギーの診療の閾値を上げている。

食事指導

- 多種類のスパイスでプリックプリックテストを行い，いくつかの項目のみで明瞭な陽性反応を（運良く）観察できた場合には，その陽性反応を認めた項目のみを除去して，陰性のスパイスは問題なく摂取継続できる場合が多い。
- プリックプリックテストで陽性項目と陰性項目が明瞭に分離できないケースも少なくない。そのような場合は，経口負荷試験を行って項目を絞り込む（行う場合も項目が多いので患者側の負担も大きい）か，スパイス類を全般的に除去するかの対応を迫られる。

Q40 ラテックス-フルーツ症候群はどのように診断すればよいですか？

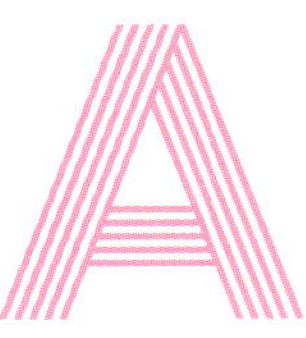

天然ゴム製品への即時型アレルギーの既往，ラテックスに対するIgE抗体の証明，アボカド，バナナ，クリ，キウイなどの食物への即時型アレルギーの既往とそれらに対するIgE抗体の証明により診断します。

解説

- ラテックス手袋を頻繁に使用する医療従事者や，ラテックスの尿道カテーテルなどを使用しなければならない患者が，ラテックスアレルゲン蛋白質に感作されて，それと交差反応性のある食物（バナナ，クリ，アボカド，キウイなど）摂取時に食物アレルギー症状をきたしてしまうことがある。これをラテックス-フルーツ症候群（latex-fruit syndrome）と言う。
- ラテックスアレルギー患者の30～50％が当該症候群を合併しているとされている。

ラテックスアレルギーが基礎病態

- 当該疾患はラテックスアレルギー患者に発症する。ラテックスアレルギーの診断には，天然ゴム製品使用時の即時型アレルギー症状の既往に加えて，ラテックスに対するIgE抗体の証明が必要である。
- ラテックスに対する血液抗原特異的IgE抗体価は，感度は高いが特異度は高くない。特に花粉アレルギーがあり，そのパンアレルゲンのプロフィリンに感作されているものは，血液検査で用いられるラテックス抗原にもプロフィリンが含まれているためにラテックスIgE抗体価も陽性（疑陽性）になることが知られている。
- したがって，真にラテックスに対してIgE抗体を証明したい場合は，ラテックス製品を用いたプリックプリックテストを行い，陽性所見を確認する[1)]。

交差反応に寄与するアレルゲンと症状を起こす食物

- ラテックス中の種々のアレルゲンコンポーネントがラテックスと食物との交差反応に寄与しているが，ヘベイン（Hev b 6.02）の関与は大きいとされている。アボカド，バナナ，クリに含まれるクラス1キチナーゼはラテックスヘベインとアミノ酸配列が類似しており交差反応を起こしやすい（図1）。

図 1　ラテックス粗抽出抗原中のヘベイン（Hev b 6.02）は食物との交差反応に寄与する

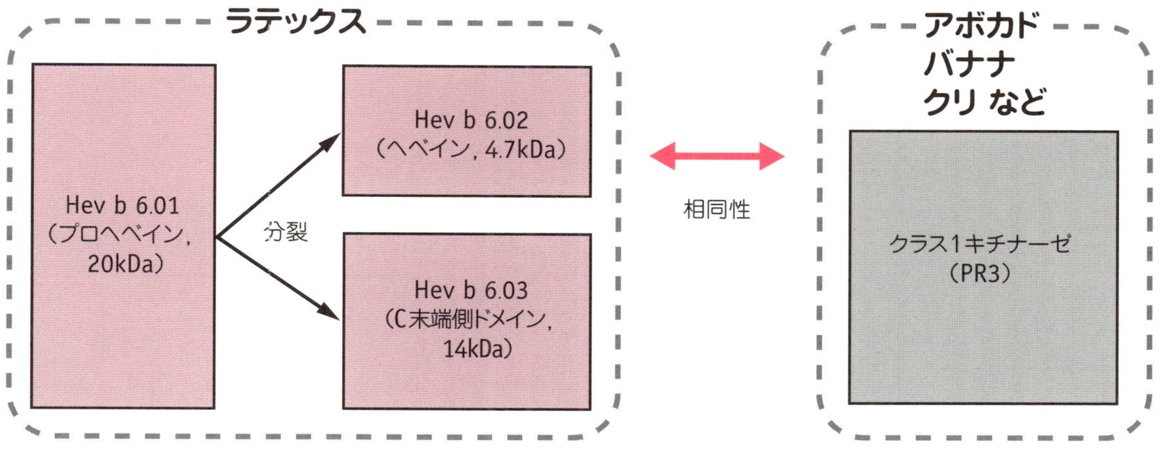

- 症状を起こしやすい食物の代表が，アボカド，バナナ，クリ，キウイであり，そのほか，パイン，イチジク，パパイヤ，モモなど多種の食物で交差反応の報告がある。

Hev b 6.02特異的IgE抗体価測定

- 前述のHev b 6.02に関しては，そのIgE抗体価が保険収載されており，実地臨床で測定可能な状態にある。この検査により，ラテックスアレルギーに関する血清診断の特異度を上昇させることができる。具体的にはラテックスIgE陽性でかつHev b 6.02-IgEも陽性である患者は，真のラテックスアレルギーである可能性が高い。さらに，この抗原にIgEを保有する者は，ラテックス-フルーツ症候群のハイリスク群であると解釈することも可能である。

文献
1）日本ラテックスアレルギー研究会/ラテックスアレルギー安全対策ガイドライン作成委員会：ラテックスアレルギー安全対策ガイドライン2018. 協和企画, 2018.

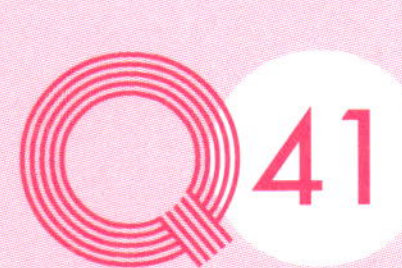

成人の小麦アレルギーと小児の小麦アレルギーとの違いを教えて下さい。

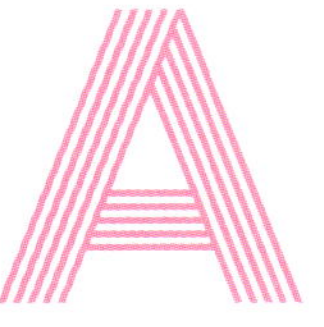

成人の小麦アレルギーには様々な臨床亜型が存在します。成人発症の小麦アレルギーは経口感作が原因の亜型，腸管外感作が原因の亜型など様々です。亜型ごとに対処方法や予後が異なるのが成人の小麦アレルギーの特徴と言えます。

解説

- 成人発症の小麦アレルギーは小児の小麦アレルギーとは，まったく異なる病因・病態で発症する別の疾患であると考えるべきである。
- 小児発症の小麦アレルギーは，乳幼児期発症の一般的な食物アレルギーにおいて，卵，牛乳，ピーナッツなどによるアレルギーと同一の病因・病態で，発症するものと言える。一方，成人発症の小麦アレルギーは様々な臨床亜型が存在し，その発症原因，症状などが異なっているのが特徴である（図1）。

図1 成人の小麦アレルギーの代表的な臨床亜型

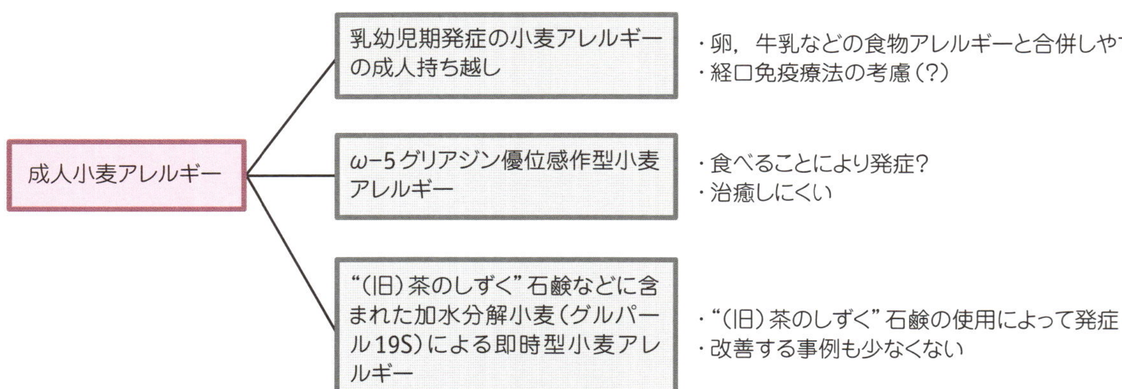

治療や予後に強く影響するため，病型·発症原因を的確に認識することが重要である

最も頻度が高いのはω-5グリアジン優位感作型の小麦アレルギー

■最も頻度の高い成人小麦アレルギー症例の臨床亜型はω-5グリアジンに優位にIgE感作された小麦アレルギーである（Q42参照）。この亜型はWDEIAとなりやすいのが特徴であり，後述の加水分解小麦による小麦アレルギーと区別するために，筆者は通常型WDEIA（conventional WDEIA）やω-5グリアジン優位感作型小麦アレルギーなどと呼んできた[1]。

■国際的には，この臨床亜型に対する呼称としてω-5グリジアンアレルギーと称することもあるが，コンセンサスの得られた呼称はない。次に解説するグルパール19Sによる即時型小麦アレルギー症例を除けば，わが国の成人発症小麦アレルギーの90％以上がこの臨床亜型に属する。

2011年以降社会問題になった加水分解小麦による小麦アレルギー

■次に頻度の高い臨床亜型は，2011年頃から社会問題になった，“(旧)茶のしずく”石鹸に含有されていたグルパール19S（片山化学工業研究所）という小麦グルテン由来の成分，加水分解小麦への眼球結膜や皮膚を介した感作が原因で，経口小麦アレルギーを発症したケースである。

■これら2つの臨床亜型に関しては長期管理の方法が異なるので，その鑑別は臨床的に重要である。

その他の小麦アレルギー亜型

■一方，小児期発症の小麦アレルギーが成人まで持ち越した事例も存在する。この患者群に関しては小児発症小麦アレルギーと同様の対処をするべきであると考えられている。この亜型は，小児期発症の食物アレルギーの有病率の増加に関係して，頻度が増えてきた。

■その他，職業性小麦感作が関与する小麦アレルギー，イネ科花粉感作に関連して発症する小麦アレルギーなどが報告されている。

■20歳以上発症のWDEIAで最も頻度の高い臨床亜型はω-5グリアジン優位感作型小麦アレルギーであるが，WDEIAは小児期，思春期に，乳幼児期発症の小麦アレルギーとは無関係に発症することもある。しかし，20歳以下発症のWDEIA症例ではω-5グリアジン特異的IgE抗体陰性例が多く，HMWグルテニンIgE抗体が陽性となりやすいと報告されている[2, 3]。

文献

1）Fukutomi Y, et al:J Allergy Clin Immunol. 2011;127(2):531-3.e1-3.
2）Morita E, et al:Allergol Int. 2009;58(4):493-8.
3）Takahashi H, et al:Clin Exp Allergy. 2012;42(8):1293-8.

ω−5グリアジンに感作された成人小麦アレルギーの特徴を教えて下さい。

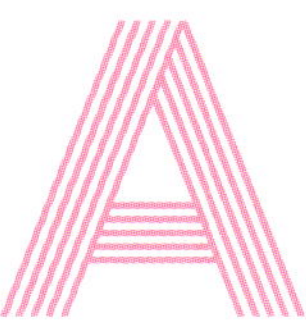

「小麦摂取後の運動で全身膨疹をきたして，進行すれば地図状に融合しショックに至る」というエピソードを繰り返すことが，この臨床亜型にきわめて特徴的な臨床経過です。

解説

■ Q41で解説した通り，わが国で最も頻度の高い成人発症小麦アレルギーの臨床亜型はω−5グリアジン特異的IgE抗体価高値と，小麦摂取＋運動後の反復性の全身性膨疹で特徴づけられる患者群である。

■ 通常，WDEIAというとこの患者群のことを指している。この臨床亜型に対する国際的に広く受け入れられた呼称はない。筆者は，この臨床亜型のことを「通常型WDEIA」もしくは「ω−5グリアジン優位感作型小麦アレルギー」と呼んでいる。

誘発される症状は全身性の膨疹が基本

■ この臨床亜型は，きわめて特徴的な臨床症状を呈することで知られている。すなわち，小麦製品摂取後2～4時間以内に運動などの二次的要因が加わった場合に全身性膨疹をきたすというものである。

■ 膨疹が重度の場合は地図状に融合する。皮膚症状として全身の発赤や眼瞼の腫脹などは稀で全身性の膨疹となることがこの亜型の重要な特徴である。症状が重度の場合はアナフィラキシーショックをきたすことも多い。このときも呼吸器症状や消化器症状はあまり高頻度には合併しない。

■「食事後の運動で全身性の膨疹をきたして，進行すれば地図状に融合しショックに至る」というエピソードを繰り返すことが，この臨床亜型にきわめて特徴的な経過である。

■ 小麦アレルゲンに強く感作された重症例では，症状誘発に運動などの二次的要因を必要としないこともある。

■「ω−5グリアジン優位感作型小麦アレルギー」は主に15歳以上の成人において新規に発症する。小児期に発症することは稀である。

発症の機序は経腸管感作か？

■この臨床亜型の発症機序は完全には明らかになっていないが，発症前に小麦を頻繁に摂取してきた事例が多いため，経腸管的な小麦アレルゲン曝露が発症に関わっていることが推測されている。

長期予後

■この疾患は一度発症すると，小麦アレルギーが改善することはきわめて稀であると考えられている。

Clinical Pearl

- **「ω-5グリアジン優位感作型小麦アレルギー」の小麦による誘発症状は，全身性の膨疹である。**
- **「小麦摂取後の運動で全身性膨疹をきたして，進行すれば地図状に融合しショックに至る」エピソードを繰り返す病歴が当該疾患にきわめて特徴的で，それが診断にも有用である。**
- **膨疹以外の皮膚症状をきたすことはきわめて稀である。**

Q43 成人の小麦依存性運動誘発アナフィラキシーの診断には経口負荷試験が必要ですか？

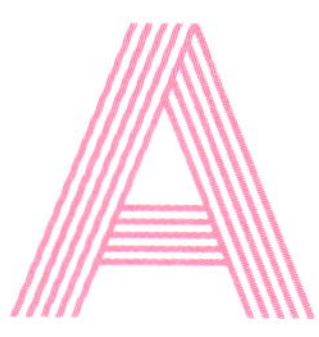

食物負荷試験で陽性所見を確認することが食物アレルギー診断の基本ですが，成人WDEIAに関しては負荷試験を行わなくても診断できることが多いです。特にω-5グリアジンIgE抗体価測定が診断に有用です。

解説

■食物負荷試験で陽性所見を確認することが食物アレルギー診断の基本であるが，成人WDEIAに関しては負荷試験を行わなくても診断できることが多い[1]。

ω-5グリアジン特異的IgE抗体価測定が診断に有用

■成人WDEIAの大半を占めるω-5グリアジン優位感作型小麦アレルギーに関しては，ω-5グリアジンIgE抗体価測定がきわめて診断的能力が高い（感度・特異度が高い）[1]。この病態の診断に関しては感度も高いので，この検査を当該疾患のスクリーニングとして用いることもできる。

■この病態の場合，ω-5グリアジン-IgE抗体価は陽性でかつ，グルテンIgE抗体価よりも高値である。ただし，すべてのWDEIA症例でω-5グリアジンIgEが陽性になるわけではない。

WDEIAの診断基準

■『特殊型食物アレルギーの診療の手引き2015』[2]では，WDEIAの診断基準として以下が提唱されている。

以下の①と②を満たす，または①を複数回繰り返し，③または④，あるいは両者を満たす場合をWDEIAとする。

①小麦製品摂取後に，運動などの二次的要因により蕁麻疹などの即時型アレルギー症状を生じる。

②経口小麦負荷試験（小麦摂取＋運動負荷，アスピリン＋小麦摂取あるいはアスピリン＋小麦摂取＋運動負荷）で即時型アレルギー症状が誘発される。

③血清中に小麦蛋白質（ω-5グリアジンを含む）特異的IgEが証明される。

④小麦蛋白質のプリックテストが陽性を示す。

経口負荷試験を行うなら

- 経口食物負荷試験は，アレルギー診療に精通した臨床医によって実施されるべきである。負荷試験は結果が陽性となれば診断に特異性が高いが，感度は低く，負荷試験陰性でも診断は否定できない。負荷試験の手法は，国際的にもわが国においても標準化されていないが，多くの場合以下のような方法で行う。
- 通常，運動負荷試験のみ，小麦摂取のみでは誘発されないことを確認したのちに，別の日に小麦摂取後15～30分後に運動負荷を行う。運動強度はトレッドミルではBruce法5～6段階で15～20分行うが，患者の状態に応じて適宜増減する。
- 負荷試験中に臨床症状が誘発されれば直ちに試験を中断して，治療を行う。決してアナフィラキシー症状が完成するまで運動を継続して経過をみてはならない。
- 摂取する小麦は1人前までとすることが望ましい。
- 症状が誘発されない場合は摂取する食品の形態を変えてみるのも有効である。過去に症状が誘発されている病歴を有する食形態で負荷試験を行うと誘発率が高い。
- 小麦運動負荷試験で誘発されない場合は，アスピリン投与後の小麦運動負荷を考慮してもよい。この場合はアスピリン投与（5～10mg／kg，最大500mg）のみでは症状が誘発されないことを確認したのちに，アスピリン内服30分後に同様の食物運動負荷を行う（負荷試験の詳細に関しては，『食物アレルギー経口負荷試験ガイドライン2009』[3)]や『特殊型食物アレルギーの診療の手引き2015』[2)]を参照のこと）。

文献

1）Matsuo H, et al:Allergy. 2008;63(2):233-6.
2）厚生労働科学研究費補助金「生命予後に関わる重篤な食物アレルギーの実態調査・新規治療法の開発および治療指針の策定」研究班（研究代表者：森田栄伸）：特殊型食物アレルギーの診療の手引き2015.
［http://shimane-u-dermatology.jp/theme/shimane-u-ac_dermatology/pdf/special_allergies.pdf］
3）日本小児アレルギー学会食物アレルギー委員会経口負荷試験標準化ワーキンググループ：食物アレルギー経口負荷試験ガイドライン2009. 協和企画，2009.

Q44 小麦依存性運動誘発アナフィラキシーの患者さんは，常に小麦摂取を控える必要がありますか？

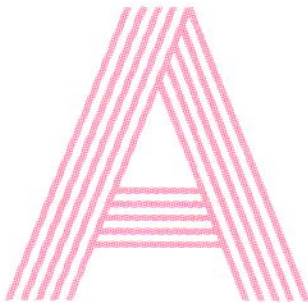

A これまで，小麦摂取後安静にしていてアレルギー症状をきたした病歴がない患者さんであれば，常に小麦摂取を控える必要はなく，運動前のみ控えればよいです。

解説

- 小麦摂取後2～4時間程度は運動を避けることが，生活指導の原則である。しかし，症状誘発に必要な小麦の摂取量や運動の強度は患者ごとに大きく異なっており，生活指導も個々の患者の重症度に応じて対応しなければならない。

食事指導は患者ごとの重症度を考慮して行う

- WDEIAの病態は一般的な即時型食物アレルギーと基本的に大きく異なっているわけではなく，運動の組み合わせがなくても症状が誘発されたエピソードを有する患者も決して稀ではない。
- 患者が経験した可能な限りすべてのエピソードに関して，食事内容とその後の運動などの二次的要因の有無に関して問診し，過去に二次的要因がなく食事摂取のみで症状が誘発されているエピソードがあれば，運動前の摂取のみならず安静・平常時の小麦摂取も制限したほうが無難である。

誤食対策

- ハンバーグ，カレー，シチュー，ソバ，から揚げのころもなどにつなぎとして含まれる程度の量の小麦摂取後に運動した場合も症状が誘発されることは，実地臨床でしばしば経験する（表1）。

表1　成人WDEIA患者が誤食しやすい小麦含有食品

●ソバ(のつなぎとしての小麦) ●ハンバーグ ●カレー，シチュー ●から揚げのころも

■当該疾患は普段自ら料理をしないような，食物に対する知識が乏しい成人男性にも高頻度に発症するため，これらの食品について具体的に言及し，注意を促す必要がある。

■小麦は誤食のリスクが高いので，症状誘発時に備えて，積極的に患者にアドレナリン自己注射液（エピペン®）の携行を勧めるべきである。症状誘発時の対応としては，まずは，症状が始まったら即座に運動を中止するように指導する必要がある。症状発現後も運動を継続すると，症状がさらに進行する。

■薬剤による発症予防に関しては，評価が定まっていない。イベント前の抗ヒスタミン薬，クロモグリク酸ナトリウム（インタール®）[1]，プロスタグランジンE_1製剤[2]の内服の効果の報告があるが，少なくとも前投薬を行っても予防効果は100％ではないので，これらの薬剤の効果を過信するべきではない。

内科的合併症への配慮

■長期管理には患者の合併症に対する配慮も必要となる。このことはQ66で詳述する。

■合併する心筋梗塞などの治療の目的で，低用量アスピリン（アスピリン腸溶錠100mg）を内服中の患者や，関節リウマチなどの基礎疾患のために常時NSAIDsを内服している患者は，常時症状誘発閾値が低下していると考えられるため，原因食物を一切摂取しないように指導せざるをえないことが多い。

文献

1）Sugimura T, et al:Clin Pediatr (Phila). 2009;48(9):945-50.
2）井上友介，他：アレルギー．2009;58(10):1418-25.

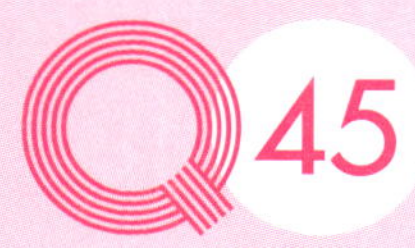

加水分解小麦（グルパール19S）による即時型小麦アレルギーとは何ですか？

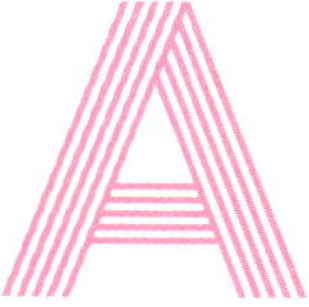

"(旧)茶のしずく"石鹸などに含まれたグルパール19Sという名称の加水分解小麦への経皮・経粘膜的感作の結果として発症した即時型小麦アレルギーのことです。

解説

- 元来小麦アレルギーと言えば，Q42のω-5グリアジン優位感作型小麦アレルギーのように全身性膨疹を主要症状とする症例がほとんどであったが，2009年頃から，眼瞼腫脹を主要な症状とする，これまでの臨床経験からすると非典型的な，女性のWDEIA症例の発症が急に増加してきた[1, 2]。
- さらに，詳細な問診の結果，そのような非典型的な臨床症状をきたす患者が皆同じ洗顔石鹸"(旧)茶のしずく"を使用しており，この石鹸の成分であるグルパール19Sという名称の加水分解小麦への経皮・経粘膜的感作の結果として食物アレルギーが発症していたことが明らかになり，2011年頃に大きな社会問題になった。"(旧)茶のしずく"石鹸という人気商品が関与していたために，2,000人を超す被害者を出す大事故につながった[3]。
- 現在は当該石鹸にはグルパール19Sは含有されておらず，この疾患の新規発症はきわめて稀と考えられる。しかし，この製品を使用した影響で，小麦アレルギー症状に現在も引き続き悩まされている患者も少なからず存在している。本疾患は化粧品などによる経皮・経粘膜感作によって発症する成人食物アレルギーのモデルケースとして，現在でも重要な疾患概念である。

眼瞼腫脹が特徴的な誘発症状

- この患者群は臨床症状（表1），発症原因，小麦アレルゲン感作パターン（ω-5グリアジンIgE抗体価は陰性か低値，Q46参照）において，ω-5グリアジン優位感作型小麦アレルギーとは異なっている患者群である。特におそらくほとんどの患者が，眼球結膜を介して感作されたために，経口小麦アレルギーとしての誘発症状も眼瞼腫脹が主要症状となっていたことが本疾患の重要な特徴である。

表1 “(旧)茶のしずく”石鹸により発症した小麦アレルギーとω-5グリアジン優位感作型小麦アレルギーとの臨床像の違い

	“(旧)茶のしずく”石鹸により発症した小麦アレルギー	ω-5グリアジン優位感作型小麦アレルギー
男女比	女性＞男性	男性＝女性
年齢	20～60歳代が多い	20歳～高齢
“(旧)茶のしずく”石鹸使用歴	＋	－
“(旧)茶のしずく”石鹸使用時のアレルギー症状	眼のかゆみ くしゃみ，鼻みず 顔面のかゆみ	－
アナフィラキシーの初期症状	眼・顔面のかゆみ・腫脹	全身のかゆみと膨疹
アナフィラキシーの進行期の症状	消化器・呼吸器症状 血圧低下	血圧低下

- この臨床亜型の患者群は，ω−5グリアジン優位感作型小麦アレルギーと同様に小麦摂取後に運動などの二次的要因があると誘発症状が重篤化するが，症状誘発に二次的要因を必要としない症例がω−5グリアジン優位感作型小麦アレルギーに比して多い。

加水分解小麦とは何か？

- 加水分解小麦とは，酸・塩基・酵素などによって小麦や小麦グルテンを加水分解してその生化学的特性を修飾し，食品や食品添加物，化粧品添加物として使用される物質の総称である。このような処理により，親水性や乳化性が向上し，天然の小麦やグルテンにはない性質が生まれる。工業的に大量生産され，国際的にも多くの食品や化粧品に，現在でも使用されている。事故の原因となった加水分解小麦，グルパール19Sは生グルテンを原材料にして，酸加熱分解→等電点沈殿→脱塩→中和→粉末化という工程を経て製造されていたものであった。
- この工程の中でも特に，塩酸によりpHを1程度にし，95℃で40分間という条件の酸加熱分解の工程がその抗原性の獲得に最も重要であったことが明らかになってきている[4]。

文献
1）Fukutomi Y, et al:J Allergy Clin Immunol. 2011;127(2):531−3.e1−3.
2）Fukutomi Y, et al:Allergy. 2014;69(10):1405−11.
3）Yagami A, et al:J Allergy Clin Immunol. 2017;140(3):879−81.e7.
4）Adachi R, et al:Allergy. 2012;67(11):1392−9.

Q46 加水分解小麦（グルパール19S）による即時型小麦アレルギーはどのように診断すればよいですか？

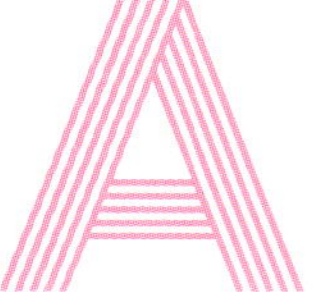

小麦製品摂取後の即時型アレルギー症状の既往に加えて，グルパール19S含有製品の使用歴とグルパール19Sによるプリックテスト陽性の所見により診断します。

解説

■当該疾患に関しては診断基準が定められている。表1に診断基準を記す[1)]。

表1　茶のしずく石鹸等に含まれた加水分解小麦（グルパール19S）による即時型小麦アレルギーの診断基準

【確実例】
以下の1，2，3をすべて満たす。
1. 加水分解小麦（グルパール19S）を含有する茶のしずく石鹸等を使用したことがある。
2. 以下のうち少なくとも1つの臨床症状があった。
   2-1）：加水分解小麦（グルパール19S）を含有する茶のしずく石鹸等を使用して数分後から30分以内に，かゆみ，眼瞼浮腫，鼻汁，膨疹などが出現した。
   2-2）：小麦製品摂取後4時間以内にかゆみ，膨疹，眼瞼浮腫，鼻汁，呼吸困難，悪心，嘔吐，腹痛，下痢，血圧低下などの全身症状が出た。
3. 以下の検査で少なくとも1つ陽性を示す。
   3-1）：グルパール19S 0.1％溶液，あるいは，それより薄い溶液でプリックテストが陽性を示す。
   3-2）：ドットブロット，ELISA，ウエスタンブロットなどの免疫学的方法により，血液中にグルパール19Sに対する特異的IgE抗体が存在することを証明できる。
   3-3）：グルパール19Sを抗原とした好塩基球活性化試験が陽性である。

【否定できる基準】
4. グルパール19S 0.1％溶液でプリックテスト陰性。

【疑い例】
1，2を満たすが3を満たさない場合は疑い例となる。
＊ただし1，2を満たすが3を満たさない場合でも，血液特異的IgE抗体価検査やプリックテストで小麦またはグルテンに対する感作が証明され，かつω-5グリアジンに対する過敏性がないか，小麦およびグルテンに対する過敏症よりも低い場合は強く疑われる例としてよい。

文献1）より引用・改変

図1 加水分解小麦(グルパール19S)による即時型小麦アレルギーとω-5グリアジン優位感作型小麦アレルギーとの感作パターンの違い

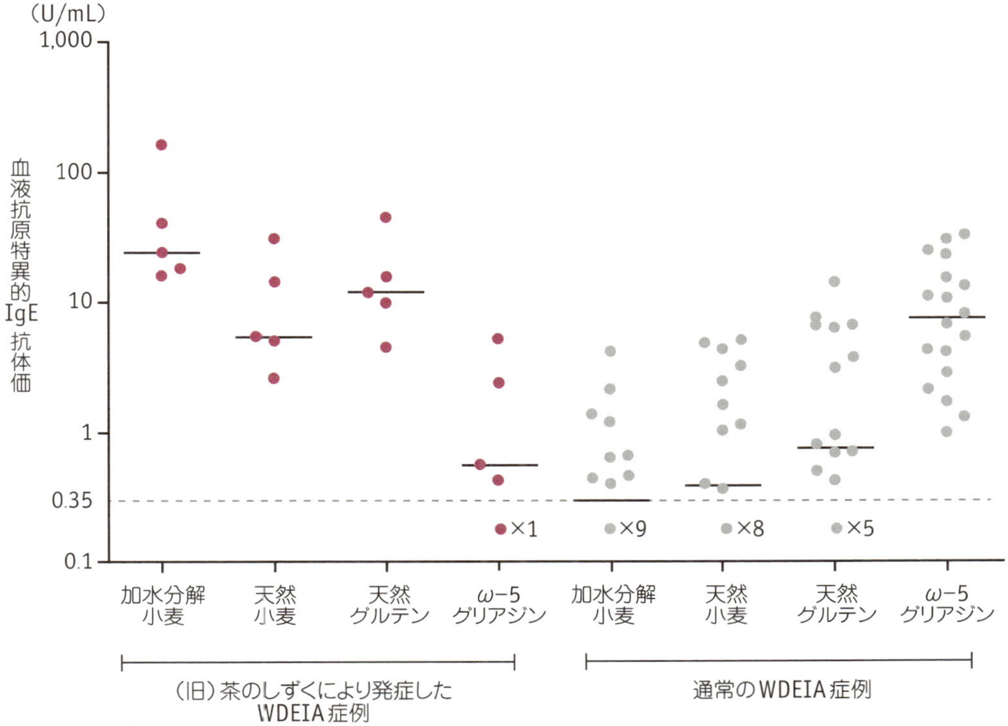

文献2)より引用・改変

診断の参考になる所見

- 成人で最も多いω-5グリアジン優位感作型小麦アレルギーとの鑑別という意味において，診断の参考になる所見がいくつかある。まずは，Q45の表1に記した通り，小麦摂取による誘発症状が全身性膨疹か眼瞼腫脹かのどちらが主体になるかを，問診で判断することである。
- もう1つは，小麦，グルテン，ω-5グリアジンIgE抗体価(ImmunoCAP法)の大小関係によって，両者を区別できる(図1)[2)]。ω-5グリアジン優位感作型小麦アレルギーでは，ω-5グリアジンIgE＞グルテンIgE＞小麦IgEという大小関係になっているが，加水分解小麦(グルパール19S)による即時型小麦アレルギーでは，グルテンIgE＞小麦IgE＞ω-5グリアジンIgEという大小関係になる[3)]。

文献
1) Yagami A, et al:J Allergy Clin Immunol. 2017;140(3):879-81.e7.
2) Fukutomi Y, et al:J Allergy Clin Immunol. 2011;127(2):531-3.e1-3.

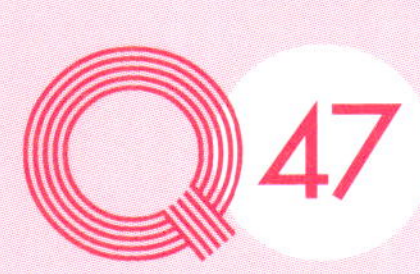

Q47 加水分解小麦（グルパール19S）による即時型小麦アレルギーの患者さんは一生小麦が食べられないのですか？

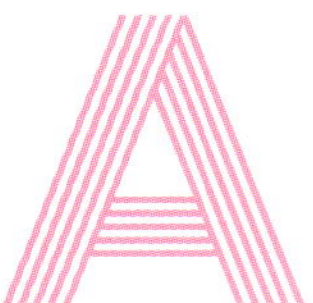

ほとんどの患者さんで，加水分解小麦含有石鹸の使用中止後，経年的に小麦アレルギーが改善していきます。

解説

- 当該疾患は，加水分解小麦への経皮・経粘膜曝露が原因となって発症したものであり，その発症の原因となっているアレルゲン曝露がなくなると，小麦アレルゲンへのIgE抗体価が低下し，臨床的小麦アレルギー症状も改善することが多い（図1）。
- 一方で，原因のアレルゲン曝露が継続すると，経年的に小麦アレルゲンに対するIgE抗体価の上昇をきたしていた。当該疾患での経口摂取した小麦へのアレルギー症状の予後を左右する最も重要な因子は，加水分解小麦含有石鹸の使用を中止することである。石鹸使用中止後，5年で約40％の患者が「略治」（通常の食事および日常生活を行い，3カ月以上即時型アレルギー症状のない状態）まで改善していたと報告されている[1)]。
- このような臨床経過は成人小麦アレルギーで最も多い臨床亜型であるω-5グリアジン優位感作型小麦アレルギーと対照的である。後者は，経年的に小麦アレルギーが改善を認めることはほとんどない。
- ただし，一部の患者に関しては，IgE抗体の低下を認めても，小麦を自由に摂取できないままであることも明らかになっており，当該疾患の予後には個人差がある可能性がある。

文献

1）厚生労働科学研究費補助金「生命予後に関わる重篤な食物アレルギーの実態調査・新規治療法の開発および治療指針の策定」研究班（研究代表者：森田栄伸）：特殊型食物アレルギー診療の手引き2015.
［http://shimane-u-dermatology.jp/theme/shimane-u-ac_dermatology/pdf/special_allergies.pdf］

図1 加水分解小麦（グルパール 19S）による即時型小麦アレルギー症例における IgE 抗体価の推移

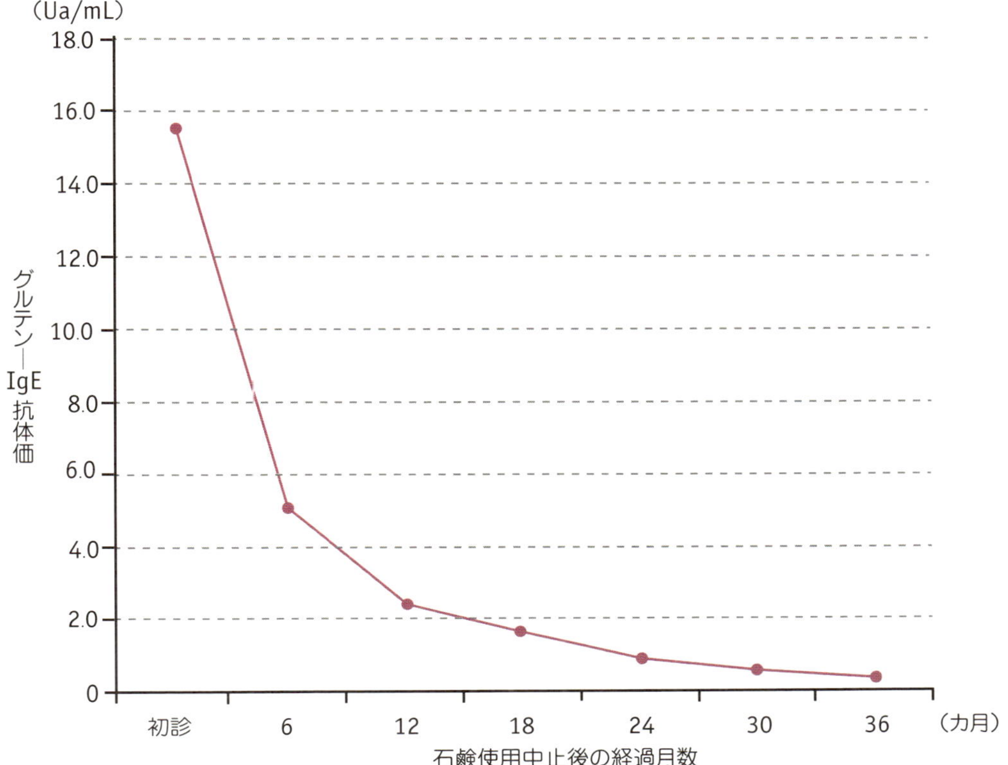

本症例では初診日にグルパール 19S 含有石鹸の使用を中止した。使用中止後は急速に IgE 抗体価が低下する傾向にある。

Q48 食物依存性運動誘発アナフィラキシーで原因食物がわからない場合，どのように対処すればよいですか？

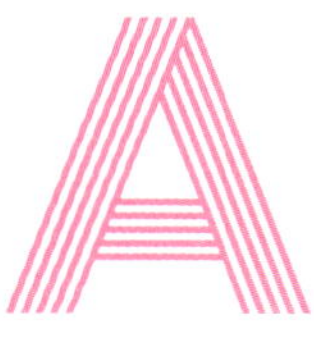

原因食物の同定が困難な患者さんは存在します。そのような患者さんへの生活指導に関してはコンセンサスの得られた方法はありません。筆者は，小麦などFDEIAを起こすことが多いと言われている食物やIgE検査や病歴から原因である可能性がある食物をすべて念のため除去した上で，運動自体は許可して経過観察しています。

解説

- 食後に運動したときにアナフィラキシーを繰り返すが，原因食物が同定できないという場面は，実地臨床ではしばしば遭遇する。ω-5グリアジン優位感作型小麦アレルギーの場合を除いて，概して，食物依存性運動誘発アナフィラキシー（FDEIA）の原因食物の同定は難しい。これには原因食物摂取＋運動による症状誘発に関して，再現性が乏しいことと，食物に対するIgE感作が軽度で検査上偽陰性になりやすいことなどが関係している。
- 一通りの問診と検査を行っても原因食物が同定できないときは，以下に述べる点に特に注意する。

再度病歴聴取を徹底し，前向きに食物日記をつける

- FDEIAの原因食物診断では特に病歴聴取が重要となる。症状を起こした直前に摂取した食物は詳細に問診する必要がある。摂取量が少なくてもその後激しい運動を行えば，症状誘発の原因になることがあるので，少量しか摂取していないものでも問診する必要がある。
- 原因食物が複数あってエピソードごとに原因食物が異なっていることを疑う患者も経験する。前向きに経過観察する場合は，症状を起こした際には詳細に摂取した食物に関する記録を取ってもらうように指導する（Q22参照）。

スクリーニング的に食物アレルゲンへの感作状況を評価する

- 成人で頻度の高い食物に関してスクリーニングできるようなパネル項目を用いて，種々のアレルゲンに対するIgE感作状況を網羅的に把握する（Q21参照）。
- スクリーニングはQ21で説明した項目の血液抗原特異的IgE抗体価検査に加えて，

特に成人のFDEIAの原因となりやすい小麦，果物（GRP，LTPによる），甲殻類・軟体類などに関しては，プリックテスト（具体的にはモモや梅干し，新鮮な甲殻類・軟体類によるプリックプリックテスト）も同時に行う。

季節や気象条件，花粉飛散状況なども考慮する

- 気候や気象条件がFDEIAの症状惹起に関与していることも多い。特に花粉飛散シーズンに，その花粉関連の食物の経口摂取によるFDEIAを起こしやすくなる患者も存在する。
- FDEIAの鑑別が難しい病態として，花粉曝露のみでアナフィラキシーが誘発されるケースが挙げられる（Q33参照）。この病態ではイネ科などの草の花粉の飛散が多い環境で運動した際に花粉アレルゲン吸入量が増加するため，運動時に症状をきたすことが多い。特に，運動直前に食事していた場合などは，FDEIAとの鑑別が難しい。

それでも原因抗原が特定できない場合はどうする？

- この場合の対応に関して，コンセンサスの得られたものはない。筆者は，一般にFDEIAの原因になりやすい小麦と，IgE感作が認められるすべての食物，病歴上原因であることが疑われる食物をすべて除去した上で，食後の激しい運動は許可している。
- 経験的にそのような方針でFDEIA症状が誘発されずに安全に経過をみられる患者が多い。特にスポーツを習慣的に行う患者では，運動自体の禁止を行うとQOLが非常に低下するため，これは可能な限り避けるべきと筆者は考える。
- 「運動誘発アナフィラキシー」，すなわち，食事などの原因がなく運動のみでアナフィラキシーが誘発される病態の報告も文献上はあるが，筆者の臨床経験では，そのような患者をこれまでほとんど経験したことがない。真に運動自体の禁止が必要である患者はきわめて稀と考える。
- 種々の食物の安全性を食物運動負荷試験で確認することも考慮してもよい。しかし，負荷試験の感度は高くないことを銘記する必要がある。1回の負荷試験で摂取可能であっても，原因食物ではないとは言い切れない。食物運動負荷で症状が誘発された場合は，当然当該食物が原因である可能性が大きく高まるが，一方で日常生活では起こらないような摂取量と運動負荷をかけると，日常生活で症状をきたしていなかった食物で症状が誘発される可能性もあることも念頭に置いておく必要がある。

Q49 小麦アレルギーでもないのにお好み焼きを食べてアナフィラキシーになった患者さんへの対処方法を教えて下さい。

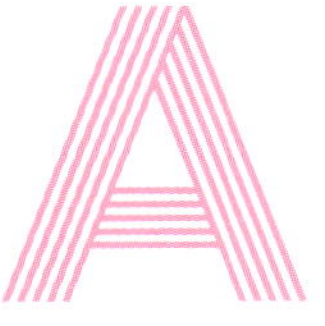

古いお好み焼き粉や小麦粉中でダニが繁殖して，それを使った食品を摂取した際に，ダニアレルゲンの経口摂取によりアナフィラキシーになる患者さんがいます。小麦アレルギーではないので小麦製品の摂取回避の必要はありません。

解説

- 自宅でお好み焼きやホットケーキを摂取したあとに食物アレルギー症状をきたす患者の中に，それに使用する小麦などの食物に対するアレルギーではなく，その食品に混入していたダニ由来のアレルゲンの経口摂取によりアレルギー症状をきたしているものがいることが知られている[1)]。
- 家庭用のお好み焼き粉，ケーキミックス粉などを開封後，常温で数カ月放置し粉中でダニが繁殖した場合，これを経口摂取した際にダニへのアレルギーによりアナフィラキシーをきたすことがある。この病態を国際的にはパンケーキアナフィラキシー〔pancake syndrome（oral mite anaphylaxis）〕と呼ぶ。

わが国では自宅で摂取したお好み焼き粉で起こることが多い

- この疾患は，わが国ではお好み焼き粉で起こることが多い[1)]。ダニの繁殖に少なくとも数週間は要するため，原材料を仕入れてからすぐに使用するような外食産業で当該疾患が問題になることはまずない。ほとんどの場合は，自宅で古いお好み焼き粉を使って調理して摂取した場合にこの疾患が起こる。
- この病態は，通年性のアレルギー性鼻炎や気管支喘息など，もともと吸入性のダニアレルギーを有している患者に起こることが多い。決してダニの経口摂取を頻回に行ったために，経腸管的に感作されてダニアレルギーを発症するわけではない。
- 粉中で検出される症状の原因となるダニ種も，ハウスダスト中に存在し，通年性鼻炎・喘息の原因になっている種である，コナヒョウヒダニが圧倒的に多い。
- 当該疾患で誘発される症状も，強い鼻閉，喘鳴など，一般的にダニアレルギーできたしやすいアレルギー症状が主体になる場合が多い。

診断の方法

- 当該疾患の診断には，ダニ汚染が疑われる粉物の食品（お好み焼きなど）の経口摂取による症状誘発の病歴，小麦などの真の食物アレルギーの否定と，ダニ感作の証明が必要となる。汚染が疑われる小麦粉の保存状況に関する問診も必要である。もし，症状をきたしたダニ汚染小麦粉などが残っていれば，症状の原因となった粉と新しく購入した同じ銘柄の小麦粉などで同時にプリックプリックテストを行い，症状の原因となった粉でのみ陽性反応を観察するとよい。
- また，可能であれば，粉の直接的な検鏡によるダニの確認，もしくは，ダニアレルゲン量（Der f 1量）の測定を行い，ダニアレルゲンの存在を証明するとなおよい。

生活指導

- 当該疾患患者に対しては，小麦粉などは開封後，なるべく早めに使い切るように指導する。また，自宅でお好み焼き粉などを保存する場合は，冷蔵庫に入れるように指導する。冷蔵庫に入れておけば，中でダニが増殖することはない。確実を期すためには，たとえ密閉した容器内であっても，お好み焼き粉などを常温に放置するのは勧められない。
- 小麦アレルギーではないので，小麦摂取自体を制限する必要はない。外食でのお好み焼きなどは古い粉を使用することは通常ないと考えられるため，自由に摂取してよい。

Clinical Pearl

- **oral mite anaphylaxisの基礎病態は通年性のコナヒョウヒダニアレルギーである。**
- **食物アレルギーとしての誘発症状も，強い鼻閉，喘鳴など，ダニアレルギーに特徴的な症状が主体になることが多いことが，oral mite anaphylaxisを疑うヒントになることもある。**

文献

1）Takahashi K, et al:Allergol Int. 2014;63(1):51-6.

Q50 甲殻類アレルギーはどのように診断すればよいですか？

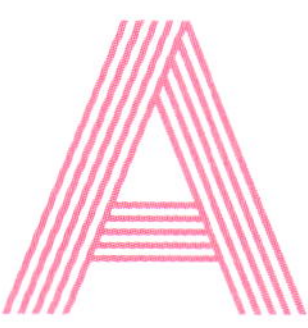

甲殻類アレルギーの診断には，症状を起こした甲殻類を用いたプリックプリックテストにより，IgE抗体の証明をすることが必要になります。

解説

■成人の甲殻類アレルギーはその病態が非常に多様性に富んでいる。経口感作型発症，経皮・経粘膜感作型発症のもの，誘発症状もOAS型であったりFDEIA型であったり通常の即時型であったり，様々である。

甲殻類に対するIgE抗体の証明

■血液検査によるエビやカニのIgE抗体検査は概して感度が高くなく，真の甲殻類アレルギーでも結果が偽陰性になることが稀ではない。また，その特異度も高くはない。たとえば，強くダニに感作されているものは，ダニと甲殻類が様々な交差抗原性アレルゲンを共有するため，症状の有無にかかわらず，エビやカニへの血液IgE抗体は陽性になりやすい。

■さらに，エビやカニの種類によって，反応が異なることもあるし，加熱した甲殻類には反応しない患者も存在する。検査の正確性を期するためには，患者が症状をきたしたという病歴がある種類の甲殻類を生と加熱後とで2種類持参してもらい，それでプリックプリックテストを行う必要がある。

■さらに，我々がよく摂取する甲殻類の種に関しては，生で持参して頂き，同時にプリックプリックテストを行っておいたほうが無難である。筆者は，バナメイエビ，ブラックタイガー，甘エビは摂取頻度が高い種なので，患者に持参してもらい同時に検査するようにしている。

甲殻類アレルギーの食事指導

- 患者によって重症度も病態も誘発症状も大きく異なるため，患者ごとに対応する必要がある。ごく少量の摂取で症状誘発歴がある患者は，すべての甲殻類の厳格除去を指導せざるをえない。OAS型の症状であったり，ときどきしか症状が起こらなかったりする患者に対しては，少量の摂取の継続は許可できる。FDEIA型の場合は，運動しないときであれば摂取可能である。
- 前述の多種甲殻類によるプリックプリックテストによりIgE反応を認めない甲殻類がある場合には，外来で安全性確認目的の経口負荷試験で陰性を確認した後，IgE反応を認めない種に関しては摂取を許可できることがある。新鮮な甲殻類でのみIgE反応を認める場合には，加熱調理した甲殻類の摂取は可能であることもある。
- 甲殻類は甲殻類以外の海産物（のり，シラス，魚のすり身，二枚貝など）に混入していることがあるので，最重症で厳格除去が必要な患者には，具体的に食品名を挙げて，注意を促す[1)]。

甲殻類アレルギーの長期予後と長期管理

- 甲殻類アレルギーの長期予後に関して，まとまった報告はない。一般的には，一度発症すると治らないもの（予後が悪い）と思われてきた。しかし，筆者の臨床経験によれば，予後は個々の患者の発症原因ごとに大きく異なっている印象がある。
- 特に職業性曝露（Q55参照）が発症に関与しているものは職業性のアレルゲン曝露を回避すると，長期的には改善傾向を認める可能性が高いと推察される。

文献
1）塩見一雄：食物アレルギーA to Z医学的基礎知識から代替食献立まで．中村丁次，他編．第一出版，2010，p50.

Q51 刺身や寿司を食べたあとアレルギー症状が出るのに，魚に対してIgE抗体を認めない場合はどうすればよいですか？

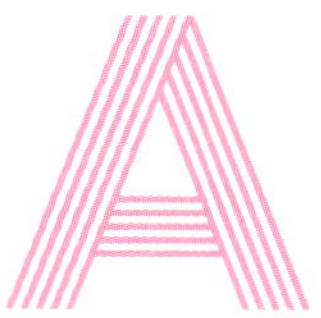

アニサキスアレルギーやヒスタミンによる食中毒の可能性を考えます。

解説

- 成人では魚類摂取後に過敏症状を認める事例が多い。しかし，すべての患者が魚アレルギーであるわけではなく，魚類の摂取による過敏症状を呈する患者を診察するときには，①魚アレルギー，②アニサキスアレルギー，③ヒスタミン中毒の3つを鑑別診断として考慮する必要がある（表1）。
- 概して成人において真の魚アレルギーの頻度は比較的少なく，それよりもアニサキスアレルギーのほうが頻度が高い。

表1　成人の魚に対する過敏症状の鑑別診断

- 魚に対するIgE依存性アレルギー
  - 主な臨床亜型
    - 乳幼児期発症の魚アレルギー
    - 職業性魚アレルギー
    - 化粧品中の魚コラーゲン感作により発症したもの
- アニサキスアレルギー
- ヒスタミンによる食中毒

成人の魚アレルギー

- 成人の魚アレルギーには，小児発症の魚アレルギーが成人まで持ち越したものと，成人になって新たに魚アレルギーを発症したものとがある。
- 成人になって新たに魚アレルギーを発症する事例にもいくつかの亜型があるが，魚を扱う調理師や食品加工業従事者が職業性に魚アレルゲンに経皮・経気道感作され，魚の経口食物アレルギーを発症する事例が多い。また，魚コラーゲン含有の化粧品などの使用により魚コラーゲンに経皮・経粘膜感作され，経口魚アレルギーを発症する事例もある。
- 魚アレルギーの主な原因アレルゲンとして，パルブアルブミンとコラーゲンが挙げられる。パルブアルブミンは，過熱に対しても安定なアレルゲンで各種魚類間での交差抗原性を有している。コラーゲンは感作頻度は高くないが，やはり魚類間での交差抗原性を広く認めている。

- 診断には，血液検査による魚類の特異的IgE抗体価の測定と魚類でのプリックテストの陽性所見が有用である。魚アレルゲンは交差抗原性が高いため，特定の魚種のみへの感作を認めた場合を除き，基本的にはすべての魚種の摂取の回避を指導することが多い。

アニサキスアレルギー

- アニサキス（*Anisakis simplex*）とは，回虫目アニサキス科に属する回虫の仲間の寄生虫である。魚類やイカに寄生している虫体をヒトが摂取することにより，それが消化管内の胃壁に迷入し，激しい腹痛や嘔吐の症状を引き起こすことがある（胃アニサキス症，これも最近はアレルギーによる症状と言われている）。
- 一方，アニサキス由来のアレルゲンによるI型アレルギー機序により蕁麻疹，消化器症状やさらにはアナフィラキシー症状を呈することもあり，これらはアニサキスアレルギーと呼ばれる。アニサキスの生活環において，ヒトは宿主ではないため，生きた成虫がヒトの体内に侵入しても発育や長期間の生存はしない。
- アニサキスアレルギーの正確なデータはないが，世界の中でも日本の特有の食習慣により日本では有病率は高いと考えられている。アニサキスアレルギーの原因となる食品としては，アニサキスの寄生率が高い魚介類のイカ，サバ，タラなどが多く，日本では刺身や寿司として食べるケースが多い。また摂取後から症状出現までの時間は，食直後から6～7時間後であり，一般的な食物アレルギーよりも時間の幅があることが特徴的である。臨床症状としては，激しい心窩部痛，嘔気・嘔吐，下痢とともに蕁麻疹や血管浮腫の症状を認めることが多い[1)]。
- アニサキスアレルギーの診断には，アニサキスが寄生しやすい魚類やイカ摂取後のアレルギー症状誘発の病歴に加え，アニサキス特異的IgE抗体価の高力価陽性（通常クラス3以上）の結果を確認する。また，摂取した魚介類でのプリックテストや特異的IgE抗体価の測定を行い，真の魚類のアレルギーを除外診断する必要がある。
- アニサキスアレルギー患者に対する生活指導に関してはQ52で解説する。

ヒスタミンによる食中毒

- 魚（特に赤身魚）に含まれるヒスチジンという物質は，ヒスタミン産生菌が産生する酵素の働きでヒスタミンになる。生の赤身魚を常温で放置した場合などには，ヒスタミンの量が増えて，それを摂取することによってヒスタミンによる薬理反応として，皮膚のかゆみや膨疹，消化器症状などのアレルギー様症状が誘発されることがある。
- カジキ，マグロ，ブリで起こることが多い[2)]。

文献

1）Daschner A, et al：J Allergy Clin Immunol. 2000；105：176-81.
2）東京都衛生局：食品衛生の窓（たべもの安全情報館）.
［http://www.fukushihoken.metro.tokyo.jp/shokuhin/anzen_info/others/his/index.html］

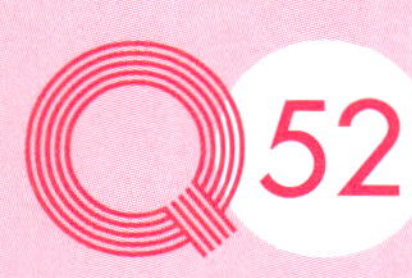

アニサキスアレルギーの患者さんはすべての魚介類を除去する必要がありますか？

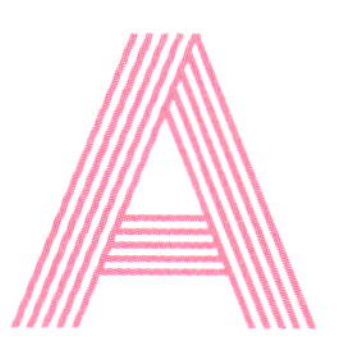

アニサキスアレルギーの患者さんに対する食事指導の方法に関して，国際的にコンセンサスを得られたものは現状ではありません。一般的には，アニサキスが寄生している可能性が高い魚介類の摂取を控えるように指導することが多いです。特に生食が症状を起こすリスクが高いですが，加熱処理をした食品でも症状を起こすことがあります。

解説

- アニサキスアレルギー患者に対する食事指導の方法に関して，国際的にコンセンサスを得られたものは現状ではない。一般的には，アニサキスが寄生している可能性が高い魚介類の摂取を控えるように指導する。
- 多くの患者が刺身や寿司などの摂取で症状が誘発されるが，加熱処理でも安定しているアニサキスのアレルゲンも存在するため，たとえ加熱処理をした加工品（魚肉ソーセージ，すり身）でも注意を促す必要がある。

アニサキス寄生頻度が高い魚

- 一般的に青魚とイカが寄生頻度が高いと言われている。サバ，アジ，カツオ，イワシ，ブリ，ホッケなどは特に報告が多い（図1）。

症状を起こしやすい食品

- 実地臨床の経験上，アニサキスアレルギーの発作は，ほとんど場合，魚やイカの生食で起こっている。加熱を行わない，サバの押し寿司，イカの塩辛などでも症状をきたす頻度は高い。
- 一方，焼き魚など加熱処理を行った食品で症状を起こすこともありうるが，頻度は低いし，誘発される症状も重症度が比較的軽い印象がある。症状を起こす頻度や重症度などの観点から，圧倒的に生食が危ない。
- 養殖の魚の場合（完全養殖の場合に限る）は，アニサキスは寄生することはないと言われている。しかし，このことを患者の食事指導に生かすことは難しいことが多い。

図1 アニサキス寄生頻度が高い魚種

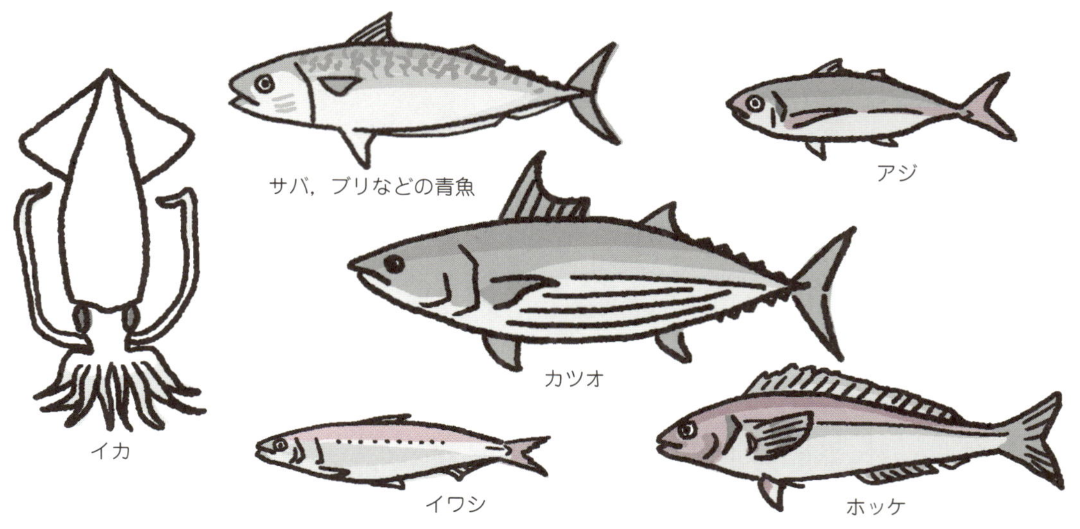

除去継続によりほとんどの症例でアニサキスIgE抗体価は低下する

- アニサキス寄生食品の除去を継続し，それがうまくいっていれば，アニサキスアレルギー患者のアニサキスIgE抗体価は，経年的に低下していくことが多い。
- 明確なエビデンスはないが，アニサキスIgE抗体価が低い状態にアニサキス寄生食品を誤食した場合は，そのIgE抗体価が高い場合に誤食した場合に比べて，誘発されるアレルギー症状が軽い可能性がある。アニサキスIgE抗体価を低い状態に保つことが，患者の長期管理で重要である可能性がある。
- 逆に，経過中に魚類の生食をし，アニサキス感染が疑われるエピソードがあった場合には，アニサキスIgE抗体価が再上昇する。

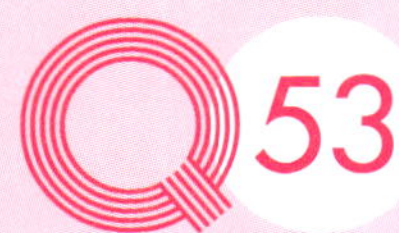

Q53 化粧品の使用で食物アレルギーになることがあるって本当ですか？

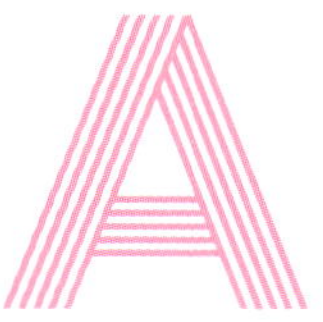

食物由来の添加成分が，化粧品，ヘアケア製品，石鹸などの日用品に用いられていることは多いです。このような食物由来の添加成分に対して経皮・経粘膜的に曝露されることによりIgE感作され，食物アレルギーの発症原因となることがあります。

解説

- 化粧品，ヘアケア製品，石鹸に含まれる様々な成分の中には，食物など天然物からつくられたものも少なくない。そして，それらの添加成分には必然的にその原料天然物由来の蛋白成分が少量であっても含有されることになるが，このような化粧品，ヘアケア製品，石鹸などが最も濃厚に接触する組織は，皮膚，眼球結膜，鼻粘膜であり，これらは同時に人間にとって最も免疫学的に敏感な組織である。
- このような蛋白質由来の成分に日常的に曝露され続けることにより，ヒトがこれらの成分に対してIgE感作されることがあり，それが食物アレルゲンとの交差反応を示せば経口摂取した食物へのアレルギーの発症につながることがある。

コチニール色素によるアレルギー

- 化粧品添加物により発症する食物アレルギーとして以前から知られているのが[1]，コチニール色素によるアレルギーである。コチニール色素（カルミン酸）は，南米産のサボテンに寄生する昆虫であるコチニールカイガラムシから抽出される分子量492の赤色色素であり，化粧品・食品の赤色染料として，口紅・アイシャドー，カマボコ，カンパリ，明太子などの赤色の食品に使用される。
- 即時型アレルギーの原因は，多くの症例で，色素の成分（カルミン酸）そのものではなく，主に虫体由来の夾雑アレルゲン蛋白質であると考えられており[2]，蛋白成分の濃度を低くすれば抗原性は低下すると考えられている。
- 通常，食品中に使用されるコチニール色素によるアレルゲン蛋白質への経腸管的な曝露によって感作されるわけではなく，化粧品として使用される色素中の夾雑アレルゲン蛋白質への経皮・経粘膜曝露によって感作が生じると考えられている。したがって，当該疾患はコチニールアレルギーの症例報告は化粧品使用頻度が高い年齢層の女性に多く発症する。

- 現在わが国で使用されている食品用コチニール色素は低アレルゲン化が進んでおり，近年ではわが国で製造されたコチニール色素含有食品で症状が惹起されることは少なくなってきたが，海外で生産された食品用コチニール色素によるアレルギー症例の報告は現在でも多くなされている。

その他の化粧品成分でも食物アレルギーが起こりうる

- そのほかコチニール以外でも，2000年頃からこのような化粧品添加成分へのアレルギーが誘因になって食物アレルギーが発症したとする報告が国際的にも散見されている。
- わが国では2011年頃から社会問題になった化粧品中の加水分解小麦によるアレルギーが著名である（Q45参照）[3)]。
- 化粧品中の分子量の大きな蛋白成分は，概してIgE感作を起こしうるものだという認識が必要であり，その蛋白成分が食物抗原と交差反応性を示せば，それが食物アレルギー発症につながりうる。

原因となった化粧品の同定と使用中止が予後を改善

- グルパール19Sによる小麦アレルギーの事例では，発症の原因となった洗顔石鹸の使用を中止することにより，小麦アレルゲンに対するIgE抗体価の低下と経口小麦アレルギー症状の軽減につながることをQ47で説明した。この現象は，化粧品によって発症した食物アレルギー一般に関しても当てはまる。
- 原因となった化粧品の同定と使用中止が，食物アレルギーの予後と直接的に関連するため，成人食物アレルギーの診療では，常にこの病態の存在を念頭に置きながら診療を進めていく必要がある。特に，これまであまり報告がないような稀な病態，症状，原因食物の食物アレルギーに遭遇した際は，発症原因として化粧品の可能性を考慮に入れる。
- 食物アレルギーの誘発症状として，眼瞼腫脹（特に目頭の膨疹）が目立つ場合は，眼球結膜感作型の病態（すなわち，目に入る化粧品などが原因である病態）を疑う必要がある。

Clinical Pearl

- **化粧品関連の食物アレルギーは誘発される食物アレルギー症状も，化粧品含有アレルゲン曝露ルートを反映していることが多い。**
- **食物アレルギーの誘発症状から感作ルートや原因化粧品を推定することができる。**

文献

1）Kägi MK, et al:Lancet. 1994;344(8914):60-1.
2）Ohgiya Y, et al:J Allergy Clin Immunol. 2009;123(5):1157-62.e1-4.
3）Fukutomi Y, et al:J Allergy Clin Immunol. 2011;127(2):531-3.e1-3.

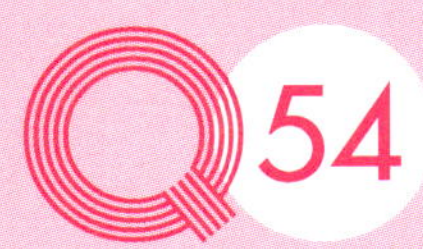

Q54 納豆による食物アレルギーの患者さんはどのようにすれば診断できますか？

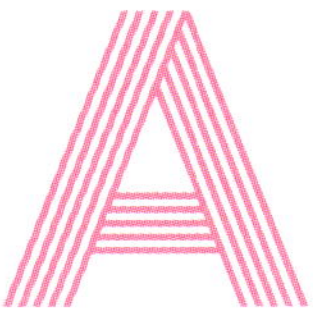

納豆摂取の5～14時間後の全身性アレルギー症状をきたす患者で，当該疾患を疑い，納豆の粘り成分でプリックテストを行い，陽性反応を確認します。

解説

- 納豆の粘り成分であるポリガンマグルタミン酸（PGA：poly gamma-glutamic acid）の経口摂取で，食物アレルギーを起こす症例が知られている[1)]。
- この疾患の重大な特徴は，納豆摂取後5～14時間で全身性アレルギー症状（遅発性アナフィラキシー）をきたすことである。

診断は納豆の粘り成分によるプリックテストが有用

- 納豆の粘り成分を生食で溶解しプリックプリックテストを行うことによって，陽性反応を確認できる。この検査の陽性所見は本疾患の診断に非常に有用である。さらに経口負荷試験を行い陽性反応を確認することで，より診断を強固にすることができるが，症状が起こるまでに約半日を要するため，経口負荷試験を行う際には以下の注意が必要である。
- たとえば，朝9時に経口摂取した場合，症状をきたすのは夜9時頃である。負荷試験を行った場合，いつ症状が起こるかわからないので，一日中症状誘発に対応できる体制を維持しておく必要がある。筆者は，筆者自身もしくは他のアレルギー科医が当直に入っている日の朝から負荷試験を開始するようにしている。
- なお，経口負荷試験において納豆は10gでは誘発されず25g以上の摂取で誘発されたとの報告がある[1)]。

発症の危険因子はクラゲ刺傷（図1）

- 当該疾患はクラゲ刺傷歴のあるサーファーに多いことが報告されている[2)]。PGAはクラゲの触手に含まれており，針を放出するときに使われる。当該疾患患者はクラゲのサラダを摂取しても食物アレルギー症状をきたすことが知られている。
- PGAが食品添加物として使用され，それの経口摂取で症状が起こる場合もあることが知られている[3)]。

図1 PGAによるアレルギー

- 発症原因はクラゲ刺傷
（マリンスポーツは危険因子）
- 食物アレルギー症状を惹起するのはPGAを含有する食品
  ①納豆
  ②クラゲのサラダ
  ③食品添加物としてそれを含む食品
- 診断は納豆の粘り成分によるプリックテストを行う
遅発性アナフィラキシーであるため経口負荷試験には注意を要する

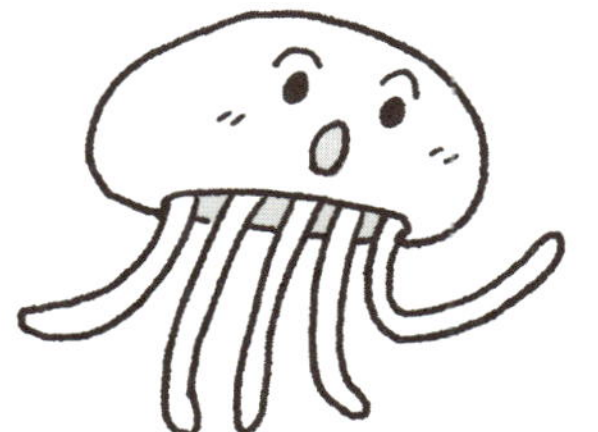

納豆による食物アレルギーは
クラゲ刺傷歴のあるサーファーに多い

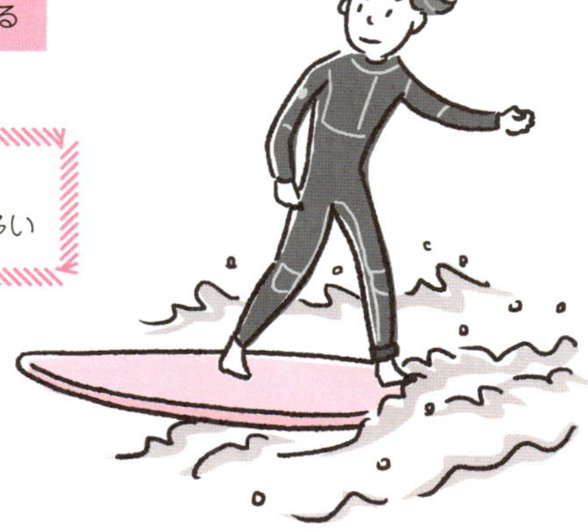

文献

1）Inomata N, et al:Allergol Int. 2007;56(3):257-61.
2）Inomata N, et al:Allergol Int. 2018;67(3):341-6.
3）Inomata N, et al:Allergol Int. 2011;60(3):393-6.

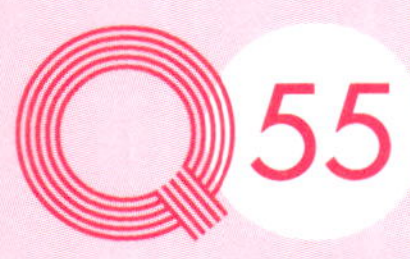

Q55 食物アレルギーの患者さんが，注意すべき職業や趣味はありますか？

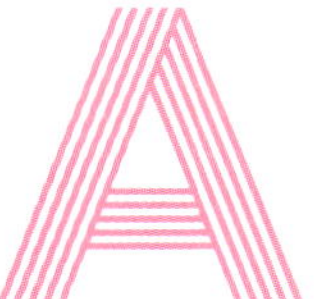

食物アレルギーの発症に職業が関わっていることがあります。特に調理師や食品加工業従事者は，要注意です。

解説

- 特定の食物アレルゲンや食物関連蛋白質を扱う業務が必要な職業では，その従事者が経皮・経粘膜的にその食物アレルゲンに曝露され，一部のヒトは食物アレルゲンにIgE感作される。IgE感作されたヒトは，その食物摂取時に食物アレルギー症状をきたすようになることがある[1)]。
- 職業関連食物アレルギー病態に関与する職業の代表が調理業や食品加工業であるが，主婦が毎日の調理で感作されるケースも存在する（表1）[1)]。Q53で解説した化粧品関連アレルギーの病態と重複するが，理美容師やエステティシャンが，トリートメント液やクリームなどに含有する食物関連蛋白質に感作されるケースも少なくない。医療従事者におけるラテックス－フルーツ症候群は最近手袋のアレルゲン対策により減ってきている。

表1　食物アレルギー発症に関連する職業と原因抗原および反応する食物

職業	感作ソース（原因となる抗原）	反応する食物
調理師，食品加工業	調理や加工する食物（魚，甲殻類，軟体類などが多い）	感作ソースと同じ食物
医療従事者	天然ゴム	バナナ，アボカド，クリ，キウイなど
理美容師，エステティシャン	化粧品やクリーム，ヘアケア製品などに含まれる蛋白加水分解物（小麦，コラーゲンなどの分解物）や蛋白質成分	感作ソースと同一もしくは交差反応する食物
パン屋	小麦やライ麦	小麦（稀），キウイ
主婦	調理で使用する食物	感作ソースと同じ食物
	天然ゴム	バナナ，アボカド，クリ，キウイなど

文献1）より引用・改変

図1　調理業従事者の職業性手湿疹関連食物アレルギー発症の臨床亜型

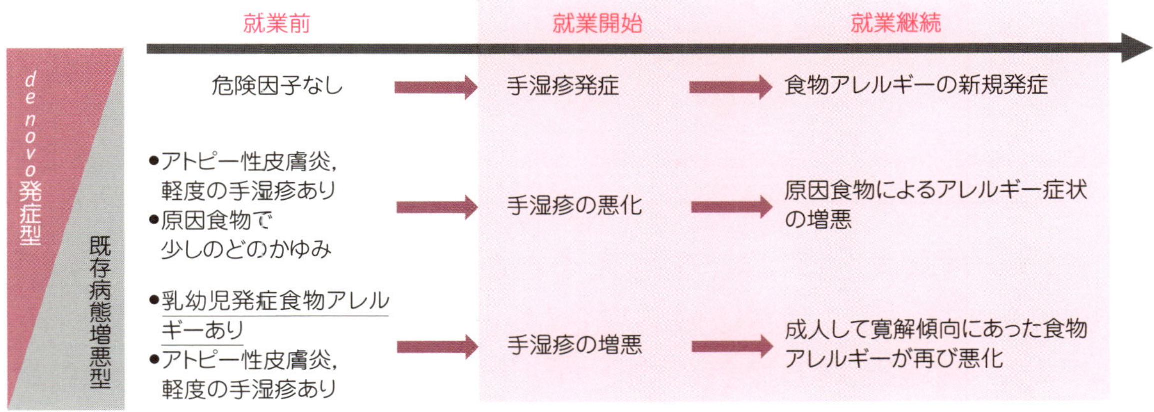

調理業従事者における食物アレルギー

- 調理師などの調理業従事者は就業中に，同じ食物を多量かつ頻繁に調理するために，その食物に感作され，アレルギー性鼻炎や喘息，接触蕁麻疹などを発症し，さらに，当該食物の経口摂取により食物アレルギーを発症することがある。
- 抗原曝露ルートとしては，食材をゆでる，焼くなどの調理により水蒸気とともにアレルゲン蛋白質もエアロゾル化し経気道曝露されるケース，頻繁に素手で触って調理することにより経皮曝露されるケース，さらにその両者が同時に存在するケースがある。
- 特に手湿疹を有する調理師においては，経皮感作が問題になりやすい。調理師における手湿疹は食物アレルギー発症の強い危険因子である[2)]。
- 原因食材としては，魚，甲殻類，軟体類などが多い。

特定の食物に感作されている場合はその食物を扱う職業を避ける

- 小児発症の鶏卵アレルギー患者が成人になってから調理業に従事し，手湿疹の存在する手で鶏卵の調理をするようになって，寛解していた鶏卵への食物アレルギー症状が再燃した事例も経験している（図1）。
- 発症に至った事例は，必ずしも免許を持った調理師として本業として長期に従事してきたものばかりとは限らない。大学生がアルバイトで調理を担当するようになって数週間で食物アレルギーの増悪を経験するものも存在する。
- 食物アレルギーの既往を有する児に関しては，短期的なアルバイトも含め，調理業やそのほか食物抗原に頻繁に曝露される環境で就業することに関して，可能な限り避けたほうがよいのではないかと筆者は考えている。

文献
1）Fukutomi Y:Curr Opin Allergy Clin Immunol. 2019;19(3):243-8.
2）Minami T, et al:Allergol Int. 2018;67(2):217-24.

Q56 調理，食品加工業従事者における職業性食物アレルギー患者さんへの生活指導はどのようにすべきですか？

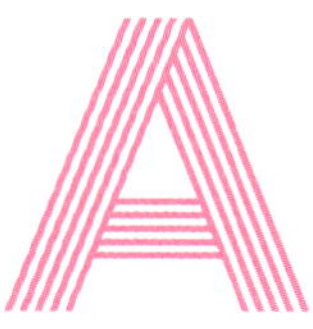

疾患だけのことを考えると転職や配置転換が望ましいです。同じ職場に残る場合は，手袋の着用，手湿疹のケア，職場環境の換気の向上など，アレルゲンに曝露されないような種々の対応が必要です。

解説

■職業性食物アレルギーの患者は，原因となる曝露が継続するとその病態が悪化する。すなわち，職業性にアレルゲンに継続的に曝露されると経年的に当該食物IgE抗体価が上昇する。逆に曝露されなくなるとIgE抗体価が低下する。Q47で解説した加水分解小麦による小麦アレルギーと類似している。

■したがって，職業性食物アレルギーの患者の生活指導では，経口摂取で症状が誘発される食物の除去と同時に，発症の原因となった職業性アレルゲン曝露ルートの同定と，それを回避することがきわめて重要である[1)]。

患者ごとの主な曝露ルートの特定が重要

■調理，食品加工業従事者の食物アレルゲン曝露ルートは，主に経皮曝露と経気道曝露の2つに分類される。しかも，この2つのどちらが主な曝露ルートになっているかは，患者ごとに異なっている。実地臨床では，患者ごとの主要な曝露ルートを同定して，患者によって有効な抗原回避策を行うことが必要になる。

■主な曝露ルートの同定には，就業環境に関する問診を行うことに加えて，就業中の接触蕁麻疹症状や呼吸器症状の有無を問診することも重要である。ほとんどの患者が，主な曝露ルートを想起させるような症状を就業中に自覚している。たとえば，手の皮膚を介した曝露ルートがメインの患者は，就業中に手のかゆみや膨疹を自覚していることが多い。また，吸入性曝露がメインの患者は，就業中に鼻症状や下気道症状を自覚していることが多い（図1）。

図1 調理，食品加工業従事者の食物アレルゲン曝露ルートの同定

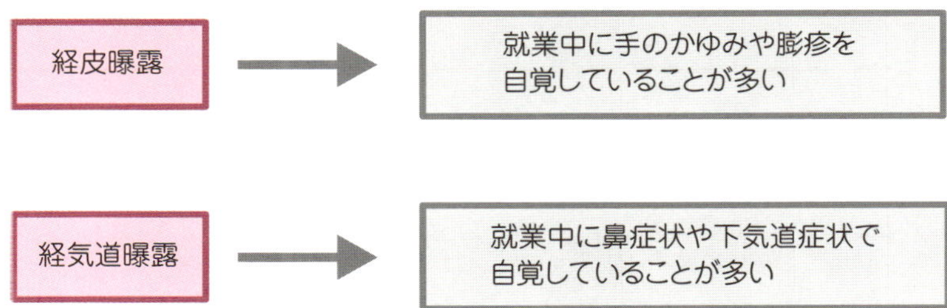

経皮曝露ルートの回避には手湿疹への対策が重要

- 疾患だけを考えると，職業性食物アレルギーの患者は，転職や配置転換することが望ましい。しかし，現実的にはそれらが難しい場合や，患者自身が望まない場合も多い。
- 手湿疹による皮膚のバリア機能異常が経皮曝露感作に関わっている症例が最も多い印象がある。このような患者に対しては，就業中の手袋の着用や手湿疹に対する軟膏療法の徹底を指導する。適切に手湿疹を介した曝露を制御できれば，まったく同一の内容の業務を継続していても食物IgE抗体価が経年的に減少することもある。
- 吸入性曝露がメインの患者に関しては，その対策はやや難易度が上がる。職場環境の換気の向上や就業中のマスクの着用を指導する。

文献
1）Fukutomi Y:Curr Opin Allergy Clin Immunol. 2019;19(3):243-8.

Q57 肉に対するアレルギー症状を疑う場合にはどのように検査を進めていけばよいですか？

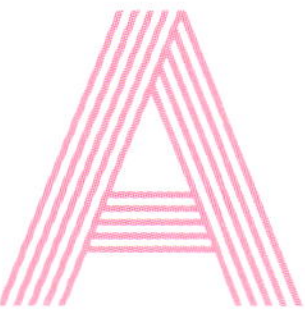

肉に対する経口摂取発症型の病態，pork-cat syndrome，マダニ咬傷に関連した獣肉アレルギーの3つの病態を想起しながら検査を進めていきます。

解説

- 肉に対する食物アレルギーの診療では，以下の3つの病態を念頭に置きながら検査を進めていく必要がある。すなわち，①肉に対する経口摂取発症型の病態，② pork-cat syndrome，③マダニ咬傷に関連した獣肉アレルギーである。
- しかし，実際には肉に対する経口摂取発症型の食物アレルギーをきたす患者はほとんどいないため，ここでは後者2つについて解説する。

Pork-cat syndrome

- ネコを飼っているものが，ネコのマイナーアレルゲンである血清アルブミン（Fel d 2）に経気道的に感作され，血清アルブミンによる交差反応で，牛肉，豚肉への食物アレルギーを発症する病態である。
- Fel d 2はネコのマイナーアレルゲンであるため，ネコアレルギー患者のうち一部のみがFel d 2にIgE抗体を保有している。そのほとんどが獣肉の経口摂取で食物アレルギー症状を自覚していないが，一部のものがこの食物アレルギーを発症する。
- 比較的加熱の不十分な豚肉で症状を起こすことが多く，牛肉に対して反応するものもいるとされている。診断はネコと豚肉に対して特異的IgE抗体陽性を確認する。プリックプリックテストを行う際は生の豚肉を用いる必要がある[1)]。保険収載はされていないが，Fel d 2やブタアルブミンへの特異的IgE抗体陽性を確認すると診断が確定できる。

マダニ咬傷関連の獣肉アレルギー

- マダニ咬傷によりその唾液中に存在する糖鎖α－Galに感作され，同じくα－Galを豊富に含有する獣肉を摂取した際に食物アレルギーをきたす病態である。獣肉摂取の3～6時間後にIgE依存性の食物アレルギー症状をきたすのが特徴である。わが国においても国際的にも，マダニ咬傷が多い地域では，当該疾患の頻度も高い[2)]。
- α－Gal感作は同時にセツキシマブに対するアレルギーやカレイ魚卵アレルギーに関与していると報告されている[3)]。
- 診断は，マダニ咬傷の既往もしくはマダニ咬傷の既往が確認できなくてもそのハイリスク群（居住地域，生活習慣，職業など）であることの確認と，ブタやウシ特異的IgE抗体陽性，さらに，摂取から症状誘発までにタイムラグがあるという特有の病歴を総合的に判断して行う。
- 保険収載はされていないがα－Gal特異的IgE抗体価（ImmunoCAP法）の陽性を確認すると診断の特異性が上がる。

文献

1）Posthumus J, et al:J Allergy Clin Immunol. 2013;131(3):923-5.
2）Chinuki Y, et al:Allergy. 2016;71(3):421-5.
3）千貫祐子，他：日皮会誌．2013;123(9):1807-14.

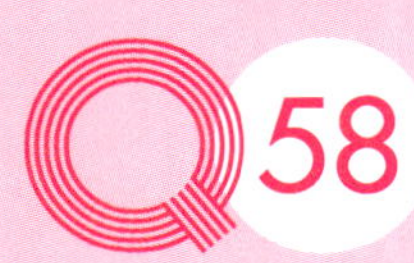

Q58 ナッツアレルギーの患者さんは，すべてのナッツを避けたほうがよいですか？

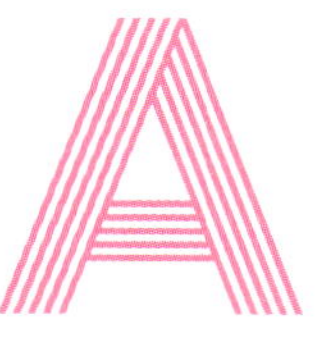

ナッツの種類ごとに反応が異なる患者さんが多いです。すべてのナッツ類に実際にアレルギー症状をきたす患者さんは多くはありません。各種検査でアレルギー反応を否定できれば摂取可能なナッツは摂取の再開もしくは継続をすることが多いです。

解説

- ナッツ類による食物アレルギーは誘発される症状が強いことが多く，いずれかのナッツ類に食物アレルギーを発症した人は，すべてのナッツ類の摂取を回避している場合が多い。しかし，実際にすべてのナッツ類に対して臨床的アレルギー症状をきたす患者は多くはない。

ナッツ類のアレルギーの原因抗原は2Sアルブミンのことが多い

- 概して，ナッツ類のアレルギーでは，原因アレルゲンが2Sアルブミンのことが多い。2Sアルブミンはその配列が生物種に特異性が高く，近縁種間での交差抗原性は示すが，近縁ではない種間での交差抗原性は通常は示さない。
- 表1に種子類の生物学的分類を示す[1)]。現在，ピーナッツ，カシューナッツ，クルミに関しては，その2Sアルブミン特異的IgE抗体価測定が保険収載されている（それぞれAra h 2，Ana o 3，Jug r 1）。これらの検査を行えば，それぞれのナッツ類への特異的な反応を確認できる（しかし，同時に他のコンポーネントへ感作されている可能性は否定できないので注意が必要である）。
- 一方，2Sアルブミン特異的IgE抗体価測定で陽性反応が確認できた場合でも，近縁種間での交差反応はあるものと思って対応するべきである。具体的には，Ana o 3-IgE陽性のカシューナッツアレルギー患者は，通常同じウルシ科のピスタチオへもアレルギー症状を有している。すなわち，Ana o 3-IgE陽性のカシューナッツアレルギー患者はピスタチオ摂取歴がなくても除去をする必要がある。
- Jug r 1-IgE陽性のクルミアレルギー患者は通常同じクルミ科のペカンナッツへもアレルギー症状を有しているため，Jug r 1-IgE陽性でクルミで症状誘発歴がある患者は，ペカンナッツ摂取歴がなくても除去するように指導する必要がある。

表1 種子類の生物学的分類

亜綱	目	科	属	種
バラ亜綱	マメ目	マメ科	ラッカセイ属	ラッカセイ
			ダイズ属	ダイズ
			エンドウ属	エンドウ豆
	バラ目	バラ科	サクラ属	アーモンド
			リンゴ属	リンゴ
	ムクロジ目	ウルシ科	カシューナットノキ属	カシューナットノキ
			カイノキ属	ピスタチオ
			マンゴー属	マンゴー
	ヤマモガシ目	ヤマモガシ科	マカデミア属	マカデミアナッツ
キク亜綱	ゴマノハグサ目	ゴマ科	ゴマ属	ゴマ
マンサク亜綱	クルミ目	クルミ科	クルミ属	シナノクルミ
				クロクルミ
			ペカン属	ペカンナッツ
	ブナ目	ブナ科	クリ属	ニホングリ
				ヨーロッパグリ
		カバノキ科	ハシバミ属	ヘーゼルナッツ
ビワモドキ亜綱	アオイ目	アオギリ科	カカオ属	カカオ
	サガリバナ目	サガリバナ科	ブラジルナッツ属	ブラジルナッツ

文献1）より引用

多種のナッツでプリックプリックテストを行い，反応を確認

■ 以上のような理由で，ナッツアレルギー患者は食べられないナッツの種類が比較的限定されていることが多い。ナッツアレルギー患者の診療では多種のナッツ類でプリックプリックテスト（実際にはナッツを粉砕して少量の生食で溶解して滴下）を行って，真に反応するナッツを判別するとよい。

■ 経験的に，この判別には粗抽出抗原による血液抗原特異的IgE抗体検査よりも，ナッツそのものを用いたプリックプリックテストのほうが優れている。プリックプリックテストで陰性が確認できれば，そのナッツの摂取再開もしくは継続を促す。摂取再開に不安が強い場合は，外来で安全性確認目的の経口負荷試験を行うとよい。

文献

1）日本小児アレルギー学会食物アレルギー委員会：食物アレルギー診療ガイドライン2016. 海老澤元宏，他監．協和企画，2016，p69.

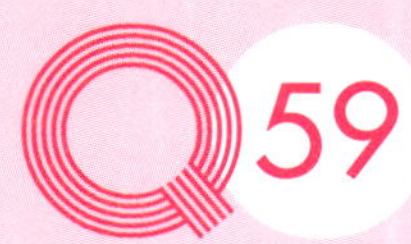

Q59 食品添加物はアレルギーの原因になりますか？

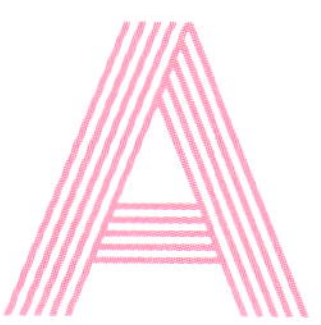

食品添加物といってもきわめて多種多彩なものがあります。しかし，IgE依存性のアレルギー反応が多く報告されているのは，コチニール色素とエリスリトール（正確には食品添加物ではなく食品）です。

解説

- 食品添加物はアレルギー反応の原因物質として疑われることが多いが，実際にIgE依存性の即時型アレルギーの原因であることが明らかになるケースはそれほど多くない。実地臨床では，コチニール色素（Q53参照），エリスリトール（正確には食品添加物ではなく食品）の2つの頻度が高いので，これらを想起すれば見逃しは少ない（図1）。
- 当然，稀な食品添加物が原因になっているIgE依存性食物アレルギーは存在するし，現在までに見逃されている原因物質も存在する可能性はあるが，それはあまり頻度が高いものではないと推測される。

図1　食品添加物のアレルギー

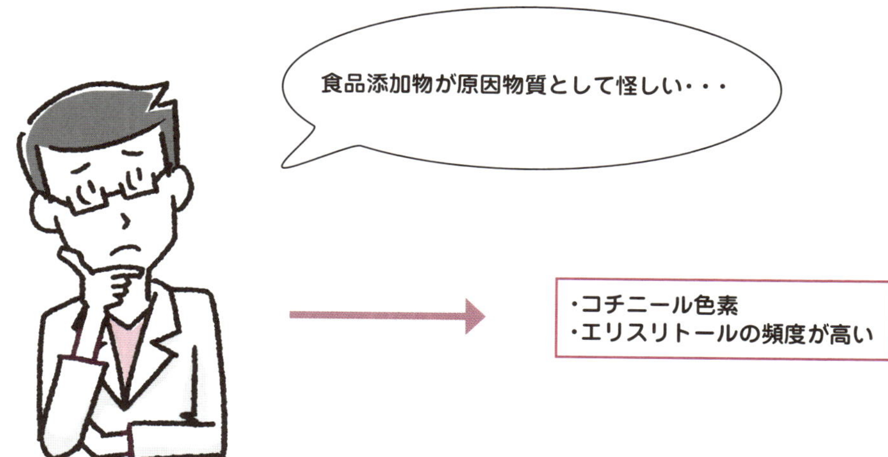

エリスリトールによる食物アレルギー

- エリスリトールとは，メロン，ブドウやナシなどの果実やしょうゆ・味噌・清酒などの発酵食品に含まれている天然の糖アルコールで，清涼飲料水，ゼリーなどの菓子類や菓子パンなどによく添加されている。分子式$C_4H_{10}O_4$，分子量122と分子が低いため，一般的にはアレルゲンになりやすい物質とは考えにくい。しかし，この成分によって食物アレルギーをきたした報告は少なくはない。いまだこの物質によるアレルギーのメカニズムは明らかになっていない。
- これまでのエリスリトールアレルギーの症例報告では，プリックテストが陰性で皮内テストのみが陽性を示したという報告も少なくない。当該疾患を疑う場合は，プリックテストのみならず皮内テストも含めて施行する必要がある（Q16参照）。

食品添加物が非IgE機序の過敏反応の原因となることは比較的多い

- 一方，食品添加物が非IgE機序の過敏反応の原因となることは多い。非IgE機序の過敏反応が疑われる患者への対応はQ60で解説する。食品添加物による非IgE機序の過敏反応の原因となる物質としては，タール系色素が比較的多い印象があるが，そのほか種々の物質も原因になりうるだろう。

食物由来の種々の食品素材への反応

- 食品添加物ではないが，加水分解小麦，コラーゲン・ゼラチンなどの（多くは工業的に生産された）食物由来素材もしばしば食品に添加されており，これらが食物アレルギー症状を惹起することがある。多くの場合は，通常の食物アレルギー患者が，食品中の食物由来素材でも症状が惹起されるケースである。このような食物由来素材に特異的に反応するケースもあるが頻度は高くはない。

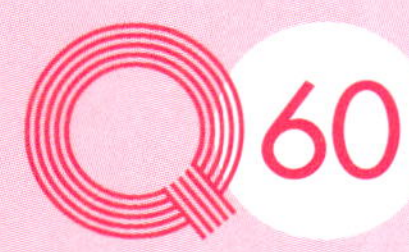

Q60 非IgE依存性の食物過敏反応にはどのように対処すればよいですか？

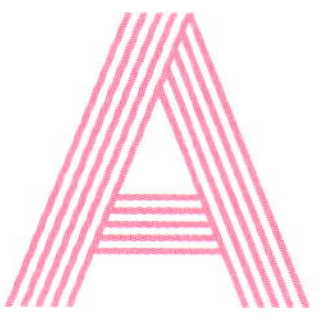

患者さんが症状を自覚している食物のみを除去してもらいます。抗アレルギー薬は臨床的に効果がある場合にのみ投与します。

解説

- 成人ではIgE抗体を介しない食物過敏反応を訴える患者は非常に多い（Q2，Q19参照）。この患者群の症状を誘発するメカニズムは様々であるが，そのようなメカニズムを明らかにする臨床検査がないので，メカニズムは不明のまま対処が求められることになることが多い。
- 実地臨床で対応に苦慮するのは，多種の食物でアレルギー様症状（過敏症状）が誘発される病態である。

対処方法は除去が原則

- 非IgE機序の食物過敏反応でも除去が原則である。患者が症状を自覚する食物を除去すればよい。症状を自覚したことがない食物に関しては除去する必要はない（図1）。

図1　非IgE機序の食物過敏反応の場合

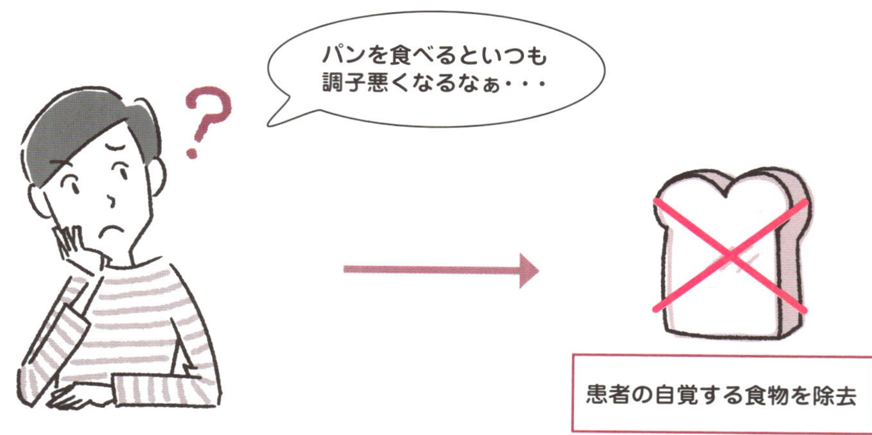

■心因反応の関与が疑われれば食物負荷試験で真に症状が誘発されるかどうかを確認することもできる。しかし，このような目的で行う食物負荷試験は，患者側にブラインドをかける必要があり，かつ，誘発症状も他覚的に観察できるものでなければ結果の判定が難しい。

抗アレルギー薬による薬物療法が効果があるというエビデンスはない

■アレルギー様の過敏症状を認めるため，種々の抗アレルギー薬などの内服をしている患者が存在するが，IgE機序ではない症状に対して，抗アレルギー薬が奏効する保証はない。患者に問診して，抗アレルギー薬が患者の自覚症状を改善していると考えられる場合には内服を継続してもよいが，効果が不明な場合は内服を中止したほうがよいと思われる。

■経口ステロイドの常用なども（通常の食物アレルギーに対しても一般には推奨されないが），臨床的に効果を自覚できなければ推奨されない。

■そのほか，患者が種々の症状を有しているため，その症状に対して種々の内科的投薬がなされていることもある。このような場合も，臨床的に効果が明らかでない場合は中止したほうが無難である。

合併病態を認識し，必要に応じて専門医へ紹介

■非IgE依存性の食物過敏反応を有する患者は，化学物質過敏症，線維筋痛症，慢性疲労症候群などの合併を認めることが少なくない。これらの疾患の合併が疑われれば，当該疾患の専門医への紹介を考慮する。

栄養状態が悪化していることが多い

■多種の食物を除去しており，栄養状態が悪化している患者が少なくない。栄養指導やビタミンB群，ビタミンCなどの投与が必要になることもある。

part 4

成人の食物アレルギー診療でのその他の注意点

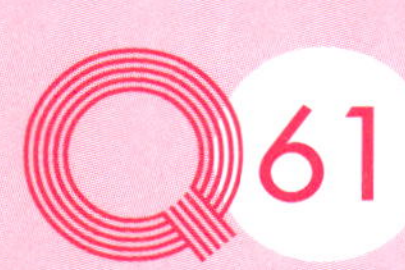

Q61 長期間除去することによって，栄養状態に問題が出ることはありますか？

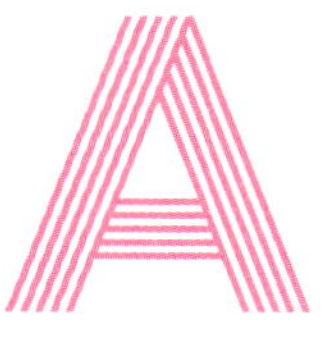

多種の食物を除去している患者さんではありえます。成人では多種果物・野菜アレルギーの患者さんのビタミンC欠乏，獣肉アレルギーの患者さんの蛋白質欠乏の頻度が高いです。

解説

■単一の食物を除去するのみで，栄養状態に問題が出ることは理論的には考えにくいが，食物除去に関連して偏食となっている場合は，栄養状態に問題が出ることがありうる。また，多種の食物を除去している患者でもありうる。

プロフィリンアレルギーにおけるビタミンC欠乏

■成人食物アレルギーの実地臨床で頻度が高いのは，プロフィリンによる多種果物・野菜アレルギー（Q33参照）のために，すべての新鮮な果物・野菜を除去せざるをえないケースである。このような患者では，長期的にはビタミンC欠乏症状が出るケースが報告されている[1)]。このようなケースでは，医療機関でビタミンCの錠剤を処方するか，ドラッグストアなどでサプリメントとしてビタミンCを購入して継続的に内服するように指導する必要がある（図1）。

図1　プロフィリンアレルギーによるビタミンC欠乏時の指導

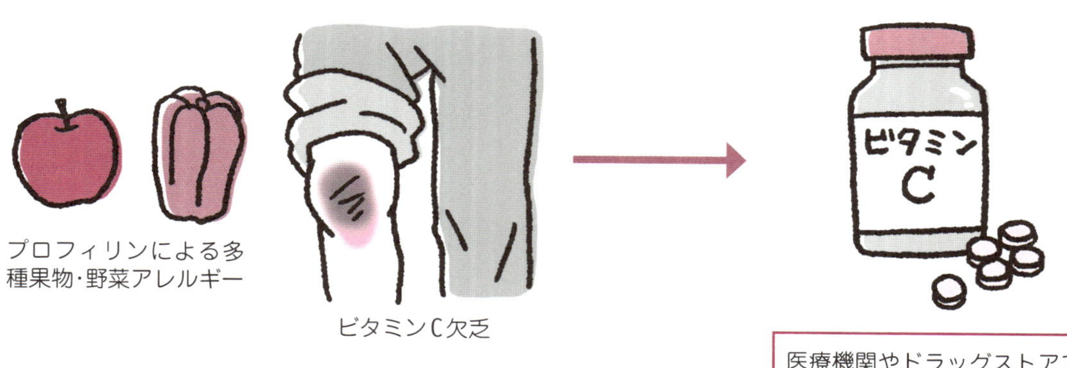

獣肉アレルギーにおける蛋白質摂取不足

■次に頻度が高いのが，pork-cat syndromeやα-Galアレルギーなどの獣肉アレルギーで，牛肉や豚肉などが食べられないケースである。本来なら，摂取可能な種類の鶏肉，魚類などを十分量摂取すれば，栄養学的に問題にならないはずであるが，適切な代替食の十分な摂取ができていない場合は，蛋白質摂取不足になる。適切な代替食の十分量の摂取を指導する必要がある。

「血液IgE検査」結果の誤解による誤った除去

■また，医師の誤った指導によって，必要以上に食物除去されて，栄養状態に問題が出てしまっているケースもある。これまで症状をきたしていないにもかかわらず，血液IgE抗体価検査を行って，陽性所見が出ていたという理由で，医師から多種の食物の除去を指導されているケースである。このようなケースでは，除去すべき食物を適切に評価して，摂取可能なものは摂取再開を促していく必要がある（Q30参照）。

文献
1）Des Roches A, et al:Allergy. 2006;61(12):1487-8.

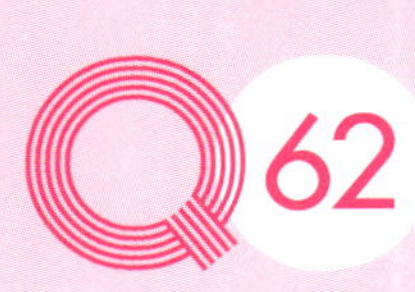

Q62 成人のアトピー性皮膚炎で食物IgE抗体が陽性である患者さんにはどのように対処すればよいですか？

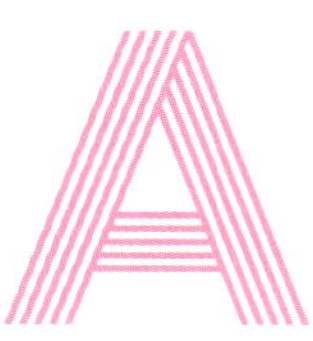

A 成人のアトピー性皮膚炎でも，多種の食物抗原にIgE抗体が検出されることが多いですが，経験的にこれらの食物のほとんどが成人のアトピー性皮膚炎の悪化に関わっていない場合が多いです。

解説

■成人アトピー性皮膚炎では，種々の食物に対する特異的IgE抗体価も低力価陽性（たとえばImmunoCAP法でクラス1～2程度）になることが多い。このようなケースであっても，その食物摂取でアトピー性皮膚炎が悪化していることが病歴もしくは負荷試験で明らかでなければ，感作食物抗原の回避は原則行わない。

成人アトピー性皮膚炎患者の食物IgE低力価陽性の臨床的意義は？

■アトピー性皮膚炎の病態は即時型アレルギー反応のみでは説明できない。基本的に特異的IgE抗体価検査は即時型アレルギー症状を診断するための検査であり，アトピー性皮膚炎で起こる細胞性免疫反応などの種々のアレルギー反応すべてを予測するための検査ではない。したがって，理論的には，IgE抗体が陰性であっても，特定の食物によってアトピー性皮膚炎が悪化するという現象が起こりうる（実際はこのようなケースは稀）。

■また，経験的に成人アトピー性皮膚炎の患者では，多種の食物に関して，特異的IgE抗体が陽性であっても，多種の感作食物での皮膚テストや経口負荷試験を行っても反応を示さないことも少なくない。すなわち，成人アトピー性皮膚炎患者の，食物IgE陽性は臨床検査としては非特異的な陽性反応＝偽陽性であることが多い。

IgE機序の有無にかかわらず特定の食物摂取で皮膚炎が悪化するケース

■ただし，IgE抗体の有無にかかわらず，成人アトピー性皮膚炎の悪化に，明らかに特定の食物摂取が関わっている症例も稀ながら存在するので，一定の注意は必要である。特定の食物に対してIgE機序以外の免疫反応も含めてその有無を評価するには，2週間程度当該食物を除去し皮膚炎が改善するか，逆に摂取再開して皮膚炎が悪化するか，また，それを2～3回繰り返して，食物摂取とアトピー性皮膚炎悪化との間に再現性をもって因果関係があるかを，時間をかけて評価する。

■一方，アトピー性皮膚炎に通常の即時型食物アレルギーが合併していることはありうるので，そのような合併している即時型食物アレルギーの診断には当然，特異的IgE抗体測定や皮膚のプリックテストは有用である。

活動性の高い皮膚炎がある患者は原因食物検索より適切な軟膏療法を

■実地臨床では，IgE感作されている食物摂取で，軽度のかゆみや皮膚炎の悪化を訴える患者は時折経験する（真に特定の食物摂取で皮膚炎が悪化しているのかどうか客観的に評価が難しいことが多いが）。このような患者においても症状が悪化する原因食物の厳密な除去をしなければ皮膚炎が改善しないわけではない。このような患者に対してでも，ステロイド軟膏を中心とした軟膏療法を強化することにより皮膚炎自体のコントロールができれば，そのような食物摂取による悪化を自覚しなくなることが多い。したがって，現在活動性が高い皮膚炎がある場合に，軽度の悪化の原因となる食物を時間をかけて正確に同定することの臨床的意義は限定的である。

■アトピー性皮膚炎の治療の基本はステロイド軟膏を中心とした軟膏療法とスキンケアであることは言うまでもない。ベースの軟膏療法を徹底し，ベースの皮膚炎が改善すれば，食物摂取に関連する症状も自然と消失していくことが多い。

■一方，過度な食物除去により栄養状態が悪化して，そのためにアトピー性皮膚炎が難治化している症例もしばしば経験する。

活動性が高い皮膚炎が原因で食物に対する経皮感作が起こった事例

■一方で，成人のアトピー性皮膚炎患者における食物IgE陽性が，食物抗原に対する経皮感作の結果起こっていることがあるので，注意を要する。

■特に手に皮膚炎があり，毎日の料理で食材に経皮曝露・感作されているケースは稀ではない。また，食品を扱うような職業についている患者が，職業性に経皮感作されていることがある。特に手湿疹がある場合は，日々の調理で手のかゆみなどが誘発されていないかなど問診する必要があり，経皮感作による食物IgE陽性だと判断されれば，経皮曝露を最小限にする対策を講じる必要がある（Q56参照）。

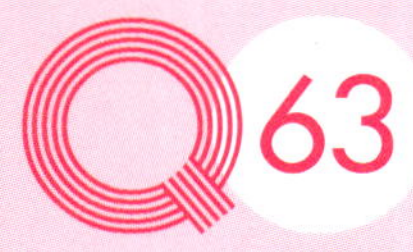

食物アレルギーの患者さんは，運動はやめたほうがよいですか？

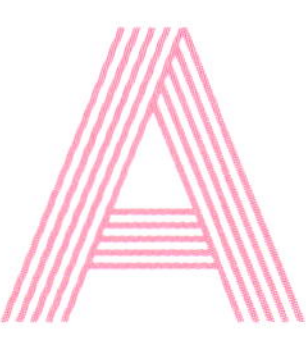

一律に運動を禁止する必要はありません。運動は健康維持における重要な要素ですので，アレルギー患者さんに対しても推奨されます。しかし，食物アレルギー患者さんにおいて運動制限すべき場面もあります。

解説

- 食物アレルギー患者の運動には注意が必要だが，食物依存性運動誘発アナフィラキシーの患者に対しては，当然ながら，原因食物摂取後4時間以内の運動を禁止する必要がある（Q7参照）。しかし，基本的に原因食物を摂取していないときは，運動制限は必要ない。

一律に運動を制限する必要はない

- 概して，食直後（おおむね2時間以内，時に4時間以内）の運動は，腸管における食物アレルゲンの透過性亢進のために，血液中食物アレルゲン蛋白質濃度が上昇し，食物アレルギー反応を誘発しやすくする[1)]。食物依存性運動誘発アナフィラキシー以外の一般の食物アレルギー患者に関しても，食後の運動で誘発されやすくなるという現象は認める。原因食物アレルゲンの少量の摂取は安全に行えている一般の食物アレルギー患者の場合でも，食直後に激しい運動をすると症状をきたしてしまうことはありうる。
- すべての食物アレルギーの患者に関して，原因食物摂取後の運動に食物アレルギー誘発閾値を下げる効果があると言える。したがって，これまで運動誘発の既往がない患者に対してでも，原因食物＋運動の組み合わせにはある程度の注意を促したほうが無難であろう。

花粉－食物アレルギー症候群の場合は，花粉飛散時期の屋外活動は注意

- もうひとつ，運動に関連して注意すべき点は，花粉－食物アレルギー症候群の患者における花粉飛散時期の屋外での運動である。花粉－食物アレルギー症候群の患者は，基礎疾患として比較的重症の花粉アレルギーを有していることが多い。
- 花粉は通常，鼻炎症状，結膜炎症状の原因となるものであるが，重症のアレルギー患者の場合には，花粉吸入が喘息発作やアナフィラキシーなどの全身症状の原因

となることが少なくない。

- 特に，重症イネ科花粉（カモガヤなど）アレルギーの患者は，イネ科花粉が群生している土手や河原などで運動して大量の花粉を吸入することによりアナフィラキシーになりうることが報告されている[2)]（Q33参照）。この花粉吸入によるアナフィラキシーは一般に認識されている以上に，実地臨床では頻度が高い。
- このような花粉吸入によるアナフィラキシーは，食物依存性運動誘発アナフィラキシーのエピソードに類似しているので，食物アナフィラキシー反応であったと誤認されていることが多い。花粉－食物アレルギー症候群で重症花粉アレルギーを有する患者に関しては，原因花粉飛散時期の（特に風の強い晴れた日に花粉が群生しているところでの）屋外での激しい運動には一定の注意を促したほうが無難である。
- 繰り返しになるが，運動自体の健康効果は大きいので，このような患者に対しては運動を禁止するのではなく，屋内で積極的に運動するように筆者は指導している。

文献

1）Matsuo H, et al:Clin Exp Allergy. 2005;35(4):461-6.
2）Tsunoda K, et al:Allergy. 2003;58(9):955-6.

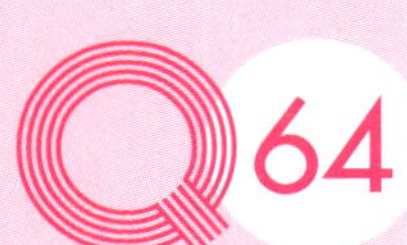

Q64 食物アレルギーの発作を起こしやすくする要因は，運動以外にどのようなものがありますか？

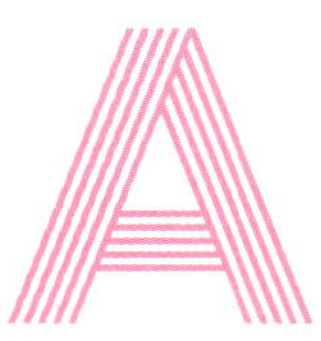

NSAIDsの内服でも運動と同様の食物アレルギー惹起作用があることが知られています。NSAIDs内服時は，原因食物を摂取しないように指導する必要があります。そのほか，アルコールの摂取，寒冷や温暖環境，ストレス，女性ホルモン因子，感染性胃腸炎などがきっかけとなり食物アレルギー症状が誘発されることがあります。

解説

■食物アレルギーの発作を起こしやすくする要因（発作誘発閾値を下げる要因）を以下の表1にまとめた。

表1　食物アレルギーの発作を起こしやすくする要因

- 食事摂取後（2～4時間以内）の運動
- ひどい疲れ
- アルコール摂取
- 月経のサイクル
- 花粉飛散シーズン（花粉－食物アレルギー症候群の場合の原因）
- 薬剤の影響
  - NSAIDs内服
  - βブロッカー，ACE阻害薬の内服
  - 胃酸分泌抑制薬の内服
  - ピル，ホルモン補充療法などでのホルモン薬の使用

■特に成人では，徹夜明けや，強い精神的ストレスにさらされているとき，仕事が長期間忙しく疲れがたまっているときなどに食物アレルギー症状が誘発される事例が多い。

■NSAIDsの内服やアルコールの摂取で，運動と同様に腸管の透過性の亢進をきたすことが報告されており[1, 2]，その影響で食物アレルギーの発作を起こしやすくなると考えられている。感染性胃腸炎罹患時にも症状をきたしやすくなる。

■花粉－食物アレルギー症候群の場合は，原因花粉の飛散時期に食物アレルギー症状が起こりやすくなる（Q36参照）。

- 女性の患者の場合は，女性ホルモンの影響が強い患者は少なくない。生理の前や開始直後に症状をきたしやすいと訴える患者が多い。一方，妊娠中には食物アレルギー症状を起こしやすくなるとは報告されていない。逆に，筆者の臨床経験では，出産後おおむね3～4カ月以内には，食物アレルギー症状が誘発されやすくなる印象がある。
- 他疾患治療のために投与されたピルやホルモン補充療法などによる女性ホルモン薬の使用により，食物アレルギー症状をきたしやすくなった（誘発閾値の低下と誘発症状の重篤化）ことが疑われる患者も少なくない（筆者の臨床経験）。
- なお，ホルモン補充療法により喘息発症リスクが上がるとする疫学報告はいくつかある[3, 4]。
- 近年，胃酸分泌抑制薬の内服により食物の消化を妨げられることから，食物アレルギーの発作を起こしやすくなる可能性も報告されている[5]。βブロッカーやACE阻害薬の内服は，アナフィラキシー時の重症化因子として知られているので，食物アレルギー患者では注意が必要である。
- これらの内服薬と食物アレルギーの関係に関してはQ65で詳述する。

文献

1）Brockow K, et al:J Allergy Clin Immunol. 2015;135(4):977-84.e4.
2）Christensen MJ, et al:J Allergy Clin Immunol Pract. 2019;7(1):114-21.
3）Lange P, et al:Thorax. 2001;56(8):613-6.
4）Romieu I, et al:Thorax. 2010;65(4):292-7.
5）Untersmayr E:Allergo J Int. 2015;24(8):303-11.

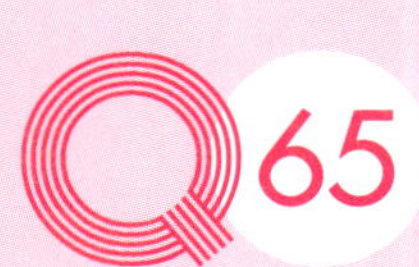

Q65 食物アレルギーの患者さんに処方する際に注意を要する薬剤はありますか？

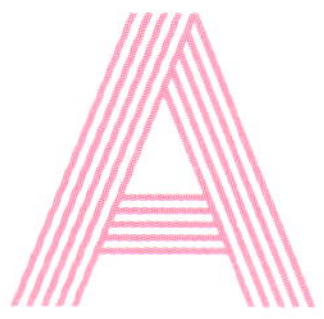

NSAIDs，βブロッカーとACE阻害薬，H_2ブロッカーやPPIなどの胃酸分泌抑制薬などに関しては注意が必要です。

解説

■ Q64で言及した薬剤は，いずれも食物アレルギー患者へ処方する際には注意が必要である。

NSAIDsと食物アレルギーリスク

■ NSAIDsは消化管の透過性を亢進させるために，食物アレルゲンと同時に投与された場合，食物アレルギー症状が誘発されやすい，もしくは，重篤化しやすくなることが知られている[1)]。とは言え，食物アレルギー患者が一切NSAIDsを使用できないわけではない。原因食物を摂取する可能性があるときのみ使用を避ける必要がある。

■ NSAIDsを使用する際は，NSAIDsの薬効が持続している間は，厳格に原因食物を除去する必要がある。すなわち，食物アレルゲンと同時投与を避ける必要がある。

■ NSAIDsによる消化管透過性亢進の機序に関しては議論が多いが，NSAIDsのcyclooxygenase（COX）-1の阻害によるプロスタグランジン産生抑制作用によりtight junctionの透過性亢進が起こりアレルゲンの腸管からの吸収量増加が関与しているためとする考え方が最も一般的である[1)]。したがって，COX-1阻害作用のないNSAIDs（セレコキシブなど），COX-1阻害作用のほとんどないアセトアミノフェン，麻薬性鎮痛薬（ペンタゾシンなど）は，安全に使用できると理論的には考えられる（ただし臨床データでの十分な裏付けはないので注意が必要）。食物アレルギー患者へ痛み止めを処方する際は，このような薬剤が使用しやすい。

■ FDEIA患者に対して必要に迫られてNSAIDsを処方するのなら，アスピリンやジクロフェナクなどCOX-1阻害作用を有している薬剤よりも，セレコキシブ，メロキシカム，エトドラクなどCOX-2選択性の高い薬剤のほうが無難である。

■ なお，NSAIDs湿布でもNSAIDsの血液中の濃度上昇が起こるので，一定の注意が必要である。

降圧薬，胃酸分泌抑制薬

- βブロッカーとACE阻害薬の内服はアナフィラキシー重症化因子として知られており，内服している食物アレルギー患者は可能であればCaブロッカー，ARBなど他剤への変更が望まれる。
- H_2ブロッカーやPPIなどの胃酸分泌抑制薬の内服も食物アレルギー誘発因子として知られるようになっており，可能な限りこのような薬剤は使用しないほうがよい[2)]。食物の消化を妨げることにより，食物アレルギーの発作が起こりやすくなると考えられている。また，これらの胃酸分泌抑制薬は長期に内服すると，食物アレルゲン感作のリスクが上昇するという報告（発症に関わる）[2)]もあり，新たな食物アレルギー発症予防の観点からも，食物アレルギー患者への長期処方はなるべく回避したほうが無難である。

女性ホルモン薬

- また，欧米のいくつかの疫学研究で，女性ホルモン薬の内服と喘息発症リスクの関係は指摘されており[3)]，食物アレルギーを含む喘息以外のアレルギー疾患発症への影響も懸念される。
- 実地臨床では近年，子宮内膜症や月経困難症などに対してピルが処方されている女性患者が多くなってきている印象がある。女性ホルモン薬内服開始後に食物アレルギーを発症する事例も実地臨床では経験する。

文献

1）森田栄伸：臨免疫・アレルギー科. 2011;55(6):676-80.
2）Untersmayr E:Allergo J Int. 2015;24(8):303-11.
3）Romieu I, et al:Thorax. 2010;65(4):292-7.

part 4 成人の食物アレルギー診療でのその他の注意点

Q66 食物アレルギーの長期管理において，注意すべき基礎疾患はありますか？また，それに対してどのような配慮をするべきですか？

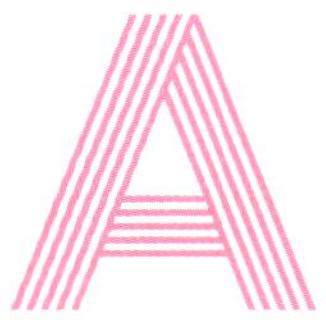

喘息，心疾患の合併に注意が必要です。

解説

■喘息と心疾患の合併はアナフィラキシー時の重症化危険因子としてよく知られている。

気管支喘息

■喘息患者は食物アレルギーの発作の際に，喘息発作が誘発されることがある。食物アレルギーの発作に伴って起こる喘息症状は，非常に重篤な発作となることがあり，潜在的に致死性の症状である。

■喘息を合併している食物アレルギー患者に対しては，より積極的な喘息治療を行い，喘息のコントロールを良好に保つ必要がある。

心疾患

■食物アレルギー患者における心疾患の合併も同時に注意すべきである。食物アナフィラキシーのときに低血圧や低酸素血症のために心筋虚血が起こり，基礎疾患の心疾患の症状が出現することがある。

■さらに，一般にアナフィラキシー治療時にアドレナリンの筋注を行うことが多いが，アドレナリンの副作用として心疾患の症状が誘発される可能性がある。一般的には，アドレナリン使用の相対的禁忌疾患として，心疾患が挙げられている。しかし，**心疾患を合併していてもアドレナリン筋注は絶対禁忌ではない。**潜在的な副作用よりも有用性のほうがまさると考えたときは投与可能である[1)]。

■また，心疾患の既往がない患者においても，アナフィラキシーの症状として胸痛が誘発されることがあるのでさらに問題は複雑である。心疾患合併の食物アレルギー患者の，食物アナフィラキシーの最中に胸痛があった場合，基礎疾患の増悪なのか，アナフィラキシー症状のひとつとしての症状なのか判断が難しい。

心疾患を有する者は，食物アレルギーと相性の悪い内服薬を内服中であることが多い

- また，心疾患に対して頻繁に使用される種々の薬剤が，食物アレルギーの悪化因子になっていることがある（Q65参照）。少量アスピリン療法（バイアスピリン®など）では，少量であっても解熱鎮痛目的で投与されたNSAIDsとほぼ同様の食物アレルギー誘発作用があると考えるべきである。
- 治療中は常に食物アレルギー発作が誘発されやすい状態なので，これまで食事摂取後の運動時にしか症状が起こったことのない，FDEIA型の病態であっても，少量アスピリン療法中は原因食物の摂取を常に回避すべきと言える。
- また，心疾患患者に対しては，しばしばβブロッカーやACE阻害薬が投与されるが，これらの薬剤がアナフィラキシー時の重症化因子であることはQ65で解説した。これらの薬剤は心疾患治療のために，中止や変更ができないことが多いので，心疾患合併の食物アレルギー患者はより厳密な食物除去が必要になることが多い。

文献

1）Simons FE, et al:World Allergy Organ J. 2011;4(2):13-37.

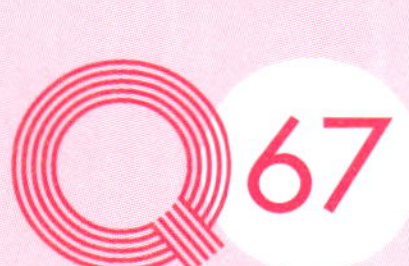

Q67 高齢の食物アレルギーの患者さんの診断と管理において注意すべき点について教えて下さい。

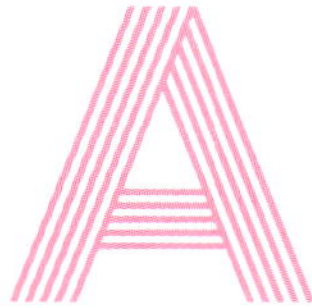

内科合併症の存在と，それへの投薬内容を把握しておく必要があります。必要に応じて，患者さんの家族も含めて生活指導を行います。

解説

- 高齢者独特の問題点として，高齢者は基礎疾患に対し種々の投薬を受けていることが多く，その投薬内容は一度チェックしておく必要がある点が挙げられる。Q65で示した通り，βブロッカー，ACE阻害薬は，アナフィラキシー時の重症化因子として知られているため，可能なら他の降圧薬への変更を行う。また，NSAIDsの内服，低用量アスピリンの内服，胃酸分泌抑制薬などにも注意する。
- 高齢者は若年成人患者に比べアレルギー疾患に対する認識が甘い傾向にあり，原因の除去が十分にできないことがある。原因食物除去指導は，患者本人のみならず家族に対しても実施する必要があることもある。Q66で示した，喘息や心疾患などの合併の頻度も高齢者では高くなる。誤食のリスクが高く，かつ，症状誘発時に重篤化しやすいので，一般に高齢者のほうがアナフィラキシーによる死亡のリスクが高い。
- また，高齢者はアドレナリン自己注射液（エピペン®）の携行や自己注射が適切に行えないことも少なくない。このような場合は患者家族も含め，アドレナリン自己注射の使用方法の指導が必要になる。特に認知症を合併している場合は，食物アレルギー診療で最も重要な，食事内容と症状の関連に関する病歴聴取が困難になり，食物アレルギー原因食物の特定という場面において困難を極めることも少なくない。この際も家族を含めて病歴聴取する必要がある。
- 家族が同席していない環境で，禁忌薬や除去が必要な食物について指導する場合は，紙面に記載して渡したほうがよい。

資料 1 主な果物・野菜の生物学的分類

科	主な果物・野菜
バラ科	リンゴ，モモ，サクランボ，ナシ，ビワ，イチゴ，ラズベリー，プラム，プルーン，アプリコット，スモモ，アーモンド
マメ科	大豆，ピーナッツ，サヤエンドウ，インゲンマメ，ソラマメ
セリ科	ニンジン，セロリ，フェンネル，パセリ，アニス，クミン，ディル，コリアンダー
ウリ科	メロン，スイカ，キュウリ，ズッキーニ，カボチャ，ゴーヤー，ヘチマ，トウガン
ナス科	ナス，トマト，ジャガイモ，ピーマン，トウガラシ
ミカン科	オレンジ，レモン，グレープフルーツ，ライム
アブラナ科	ダイコン，キャベツ，白菜，カリフラワー，ブロッコリー，ケール，カブ，ワサビ，クレソン，マスタード，ミズナ，コマツナ，ゴボウ
キク科	レタス，チコリ，カモミール，フキ，ベニバナ，ヒマワリ
ミント科	ミント，バジル，オレガノ，ローズマリー，タイム
バショウ科	バナナ
ブドウ科	ブドウ
クワ科	クワ，イチジク，ホップ
ウルシ科	カシューナッツ，ピスタチオ，マンゴー
タマネギ科	タマネギ，ニンニク，アスパラガス
マタタビ科	キウイ

種子類の分類に関しては **Q58**，**表 1** 参照

資料2 成人食物アレルギーの主な原因食物・臨床亜型別の症状と診断方法のまとめ

原因食品	臨床亜型	典型的症状	診断方法		
			血液IgE	プリックテスト	経口負荷
小麦	ω-5グリアジンアレルギー	FDEIA型 全身性膨疹 重篤時はショック	**ω-5グリアジン-IgE （感度，特異度高い）**	小麦，パン （鳥居薬品）	施行可能 再現性低い
	グルパール19S関連	即時～FDEIA型 眼瞼腫脹	グルテン-IgE （感度不十分）	**グルパール19S 溶液**	施行可能 再現性低い
	その他のWDEIA	FDEIA型	**グルテン-IgE （感度不十分）**	小麦，パン （鳥居薬品） （感度不十分）	施行可能 再現性低い
果物・野菜	PR-10アレルギー	新鮮な食物で口腔咽頭症状	果物IgEは感度不十分 カバノキ科花粉-IgEは感度高い	**新鮮な食材によるプリックプリック**	通常行わない
	プロフィリンアレルギー	新鮮な食物で口腔咽頭症状	果物IgEは感度不十分 イネ科，ブタクサ，ヨモギ花粉-IgEは感度高い	**新鮮な食材によるプリックプリック**	通常行わない
	GRPアレルギー	口腔症状，即時型全身症状，FDEIAなど様々 眼瞼腫脹多い	果物IgEは感度不十分	**新鮮・加工食材によるプリックプリック**	施行可能 再現性低いこともあり
	ラテックス-フルーツ症候群	口腔症状～即時型全身症状	ラテックス Hev b 6.02 食物-IgE	施行可能 **ラテックス手袋抽出液によるプリックプリック**	施行可能
大豆	カバノキ科花粉関連大豆アレルギー	口腔咽頭症状～全身症状	**Gly m 4-IgE （感度高い）**	豆乳などでプリックプリック	施行可能
甲殻類	甲殻類アレルギー	口腔症状，即時型症状，FDEIAなど様々	甲殻類IgE （感度不十分）	**新鮮・加工食材によるプリックプリック**	施行可能
アニサキス	アニサキスアレルギー	摂取から症状誘発のタイムラグもありうる 消化器症状主体の全身症状	**アニサキスIgE**	通常施行不可	施行不可
スパイス	スパイスアレルギー	即時型症状が多い	多くのスパイスに対して試行困難	**スパイスによるプリックプリック**	施行可能
ダニ	パンケーキシンドローム	上・下気道症状を中心とする全身症状	コナヒョウヒダニIgE （感度高い，特異度低い）	**症状の原因となった"粉物"によるプリックプリック**	施行不可
納豆	納豆アレルギー	摂取から誘発まで4～13時間 即時型全身症状	施行不可	**納豆によるプリックプリック**	施行可能
獣肉	マダニ関連	摂取から誘発まで3～6時間 即時型全身症状	**豚肉，牛肉**	プリックプリックは感度低い	施行可能
	pork-cat syndrome	即時型全身症状	**豚肉，牛肉 ネコ**	生肉によるプリックプリック	施行可能

各臨床亜型ごとに，最も診断に有用な検査を**赤字**にて示した

資料3 Clinical Pearl集

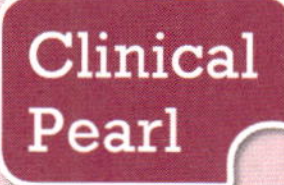

⬆アイコンが目印

これまでの成人の食物アレルギーの臨床経験から，一般にあまり知られていなくても診療を進めていく上で重要な事項を簡潔にまとめました。

Q12 p.21

- 成人食物アレルギーの長期管理においては，食物アレルギーの発症の原因となっている経皮・経粘膜アレルゲン曝露の有無（化粧品，職業性曝露など）の見きわめが最も重要。
- その同定と回避指導により食物アレルギーの予後が改善する可能性がある。

Q15 p.28

- 特に成人の場合，血液抗原特異的IgE抗体価検査の感度は十分に高くはない。
- 血液抗原特異的IgE抗体価検査結果が陰性でもIgE依存性食物アレルギーは否定できない。
- 皮膚テストの感度は比較的高いが，必ずしも100％ではない。

Q18 p.33

- IgE抗体の証明方法として，血液検査よりも皮膚テストのほうが感度が高いことはよく知られているが，皮膚テスト（プリックテスト）の感度も100％ではない。
- 使用する食品の銘柄，形態などを変えてプリックテストを繰り返す必要がある場合がある。

Q19 p.35

- 非IgE依存性の多種食物過敏症状を有する成人は，実地臨床では頻度が高い。
- このようなケースの食物過敏反応は食物アレルギーではなく，多種の食物に対する特異的IgE検査を繰り返しても臨床上のメリットは限定的。
- このようなケースでは，食物アレルギーと異なった生活指導が必要である。

Q20 p.38

- 同一の原因食物で誘発される症状は，重症度の違いはあってもよいが，毎回同一臓器の同一の時間経過・進展形式をとるアレルギー症状となるのが原則である。
- エピソード間で誘発された症状がまったく違う場合は，複数の原因食物や病態が合併している可能性を考慮する。

Q28
p.51

- 食物アレルギー症状で膨疹が出現する場合は，多くても週に1～2回程度である。
- 毎日のように出現する膨疹は，食物アレルギーではなく，第一に特発性の慢性蕁麻疹を想起すべき病歴である。
- 頻回に膨疹のみが出現し，それ以外の臓器症状が誘発されない食物アレルギーは稀。

Q37
p.72

果物・野菜アレルギーの診断

- 果物・野菜に対するIgE抗体証明は，血液IgE検査よりもプリックプリックテストで行うことを基本とする。
- プリックプリックテストの感度は高いが，必ずしも100％ではない。
- 花粉-食物アレルギー症候群として発症した果物・野菜アレルギーのスクリーニングには花粉IgEを使う。血液花粉特異的IgE抗体価測定は100％の感度で陽性になる。

Q42
p.83

- 「ω-5グリアジン優位感作型小麦アレルギー」の小麦による誘発症状は，全身性の膨疹である。
- 「小麦摂取後の運動で全身性膨疹をきたして，進行すれば地図状に融合しショックに至る」エピソードを繰り返す病歴が当該疾患にきわめて特徴的で，それが診断にも有用である。
- 膨疹以外の皮膚症状をきたすことはきわめて稀である。

Q49
p.97

- oral mite anaphylaxisの基礎病態は通年性のコナヒョウヒダニアレルギーである。
- 食物アレルギーとしての誘発症状も，強い鼻閉，喘鳴など，ダニアレルギーに特徴的な症状が主体になることが多いことが，oral mite anaphylaxisを疑うヒントになることもある。

Q53
p.105

- 化粧品関連の食物アレルギーは誘発される食物アレルギー症状も，化粧品含有アレルゲン曝露ルートを反映していることが多い。
- 食物アレルギーの誘発症状から感作ルートや原因化粧品を推定することができる。

索 引

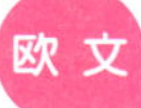

欧 文

あ行

か行

さ行

た行

な行

は行

ま行

や行

ら行

略歴

■著者

福冨友馬（ふくとみ　ゆうま）

2004年5月　広島大学医学部卒業，初期臨床研修（沖縄県立北部病院）

2006年4月　国立病院機構相模原病院　アレルギー科

2009年5月　同　臨床研究センター　研究員

2012年7月　同　臨床研究センター　診断・治療薬開発研究室長（現職）

臨床現場で直面する疑問に答える　成人食物アレルギーQ＆A

定価（本体4,200円＋税）

2019年12月10日第1版発行

■著　者　福冨友馬
■発行者　梅澤俊彦
■発行所　日本医事新報社
〒101-8718　東京都千代田区神田駿河台2-9
電話　03-3292-1555（販売）・1557（編集）
ホームページ：www.jmedj.co.jp
振替口座　00100-3-25171
■印　刷　ラン印刷社

ISBN978-4-7849-5713-2　C3047　¥4200E

電子版のご利用方法

巻末の袋とじに記載されたシリアルナンバーで，本書の電子版を利用することができます。

手順①：日本医事新報社 Web サイトにて会員登録（無料）をお願い致します。
（既に会員登録をしている方は手順②へ）

日本医事新報社 Web サイトの「Web 医事新報かんたん登録ガイド」でより詳細な手順をご覧頂けます。
www.jmedj.co.jp/files/news/20180702_guide.pdf

手順②：登録後「マイページ」に移動してください。
www.jmedj.co.jp/mypage/

「マイページ」

▼

マイページ中段の「電子コンテンツ」より
電子版を利用したい書籍を選び，
右にある「SN 登録・確認」ボタン（赤いボタン）をクリック

- 電子コンテンツ

SN登録・確認　このボタンを押すと「会員情報変更」ページの「電子コンテンツ」欄が表示されます。お手元のシリアルナンバーを登録することで、該当する電子書籍、電子コンテンツが閲覧できます。

閲覧　各コンテンツタイトルのトップページが表示されます。

コンテンツ		
私の治療［2017-18年度版］	閲覧する	
私の治療［2019−20年度版］	閲覧する	
明日から使える排尿障害診療ガイド	閲覧する	SN登録・確認
胃管の挿入と管理のコツ〜Dr.畑の臨床メモ	閲覧する	SN登録・確認
医師のためのアンガーマネジメント	閲覧する	SN登録・確認
医師のための節税読本	閲覧する	SN登録・確認

▼

表示された「電子コンテンツ」欄の該当する書名の
右枠にシリアルナンバーを入力

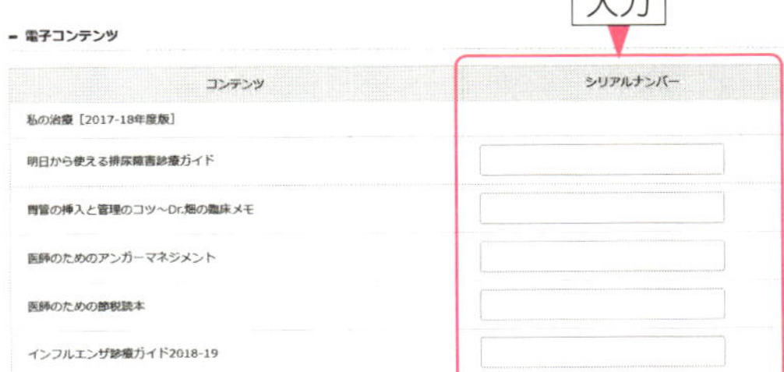

下部の「確認画面へ」をクリック

▼

「変更する」をクリック

会員登録（無料）の手順

1 日本医事新報社 Web サイト（www.jmedj.co.jp）右上の「会員登録」をクリックしてください。

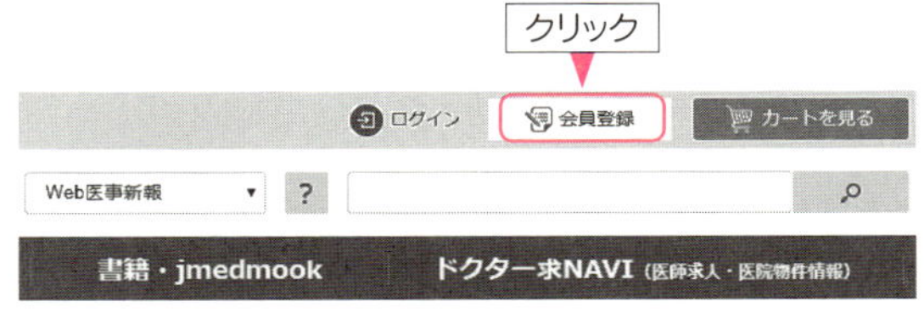

2 サイト利用規約をご確認の上（1）「同意する」にチェックを入れ，（2）「会員登録する」をクリックしてください。

3 （1）ご登録用のメールアドレスを入力し，（2）「送信」をクリックしてください。登録したメールアドレスに確認メールが届きます。

4 確認メールに示された URL（Web サイトのアドレス）をクリックしてください。

5 会員本登録の画面が開きますので，新規の方は一番下の「会員登録」をクリックしてください。

トップ > サービス紹介 > 会員本登録

会員本登録

冊子版の定期購読をご契約中の方は、冊子をお届けする際の封筒のラベルを参考に会員登録をお願いいたします。
②「法人名・病院名」③「契約者名」についてはどちらか一方をスペースなしでご入力ください。
会員番号がご不明な場合は、お問い合わせフォームよりご連絡をお願いいたします。

- 入力内容について(ラベル見本)
- 会員種別について

- 直接契約会員（日本医事新報社と前金制定期購読をご契約中で、雑誌送付宛名ラベルに会員番号が記載されている方）

郵便番号（半角数字） 必須	-
法人名・病院名	
契約者名	姓　名
会員番号（半角数字） 必須	- -

会員登録

- 書店契約会員（書店様と直接、前金制定期購読をご契約中で、雑誌送付宛名ラベルに会員番号が記載されている方）

郵便番号（半角数字） 必須	-
法人名・病院名	
契約者名	姓　名
会員番号（半角数字） 必須	-

会員登録

- 新規のご登録はこちら（定期購読していない方）

会員登録 ◀ 新規の方はこちらをクリック

6 会員情報入力の画面が開きますので，（1）必要事項を入力し（2）「（サイト利用規約に）同意する」にチェックを入れ，（3）「確認画面へ」をクリックしてください。

7 会員情報確認の画面で入力した情報に誤りがないかご確認の上，「登録する」をクリックしてください。